DE

L'ŒSOPHAGOTOMIE

CONTRE LES

RÉTRÉCISSEMENTS DE L'ŒSOPHAGE

PAR

LE Dr ALBERT BIDAU

ANCIEN INTERNE ADJOINT DES HOPITAUX DE BORDEAUX
MEMBRE DE LA SOCIÉTÉ D'ANATOMIE ET DE PHYSIOLOGIE DE BORDEAUX

PARIS
A. DELAHAYE et E. LECROSNIER
éditeurs
Place de l'École-de-Médecine

BORDEAUX
FÉRET ET FILS
éditeurs
Cours de l'Intendance, 15

1881

DE

L'ŒSOPHAGOTOMIE

CONTRE LES

RÉTRÉCISSEMENTS DE L'ŒSOPHAGE

Bordeaux. — Imp. J. DURAND, rue Vital-Carles, 21.

DE

L'ŒSOPHAGOTOMIE

CONTRE LES

RÉTRÉCISSEMENTS DE L'ŒSOPHAGE

PAR

LE Dr ALBERT BIDAU

ANCIEN INTERNE ADJOINT DES HOPITAUX DE BORDEAUX
MEMBRE DE LA SOCIÉTÉ D'ANATOMIE ET DE PHYSIOLOGIE

PARIS
A. DELAHAYE et J. LECROSNIER
éditeurs
Place de l'École-de-Médecine

BORDEAUX
FÉRET ET FILS
éditeurs
Cours de l'intendance, 15

1881

DE
L'ŒSOPHAGOTOMIE
CONTRE LES
RÉTRÉCISSEMENTS DE L'ŒSOPHAGE

INTRODUCTION

Lorsque le temps est venu pour nous de faire définitivement choix d'un sujet pour notre thèse inaugurale, nous nous sommes arrêté, après une courte hésitation, à une question de pathologie chirurgicale dont nous avions eu l'occasion de voir plusieurs cas durant nos études : je veux parler des rétrécissements de l'œsophage. Nous nous sommes livré à des recherches consciencieuses. Mais, au fur et à mesure que nous pénétrions dans notre sujet, les documents abondaient. C'est qu'on a beaucoup écrit et de fort intéressantes choses sur les rétrécissements de l'œsophage. Ses causes, son diagnostic, son traitement surtout ont exercé la sagacité des auteurs. Nous nous trouvions donc dans l'alternative de rester incomplet et de ne pas utiliser tous les matériaux recueillis, ou de donner à notre travail des proportions exagérées. Pensant qu'il valait mieux nous restreindre et traiter avec les détails voulus une partie seulement du sujet, nous nous sommes borné à décrire la section de l'œsophage dirigée contre les rétrécissements de ce conduit.

Cette section elle-même peut être externe, comme longtemps on l'a seulement connue et pratiquée, mais elle doit, dans certains cas, être interne. Cette seconde méthode thérapeutique est récente.

Le dernier travail spécial sur l'œsophagotomie extrene en

rapporte *sept* observations. Nous pourrons y joindre *cinq* nouveaux cas.

Quant à l'œsophatogomie interne, les auteurs qui l'ont pratiquée accompagnent presque tous leurs observations de réflexions, mais il n'existe pas, à notre connaissance, de travail d'ensemble rapprochant ces observations pour en tirer des enseignements. C'est ce que nous tenterons dans notre seconde partie en nous appuyant sur les *douze* cas que nous avons pu réunir.

Notre étude sera donc divisée en deux parties : l'œsophagotomie externe et l'œsophagotomie interne. Chacune d'elles comprendra quatre chapitres : le premier décrira rapidement l'historique de la question ; le second fera connaître les observations auxquelles nous joindrons quelques réflexions ; le troisième rapprochera ces observations et cherchera à en tirer les indications de l'opération ; le quatrième traitera du manuel opératoire et des soins consécutifs.

Si cette étude, commencée depuis bientôt un an, n'a pas été plus tôt terminée, la faute n'en revient point à son auteur. Des devoirs nouveaux m'ont forcé à suspendre mon travail pendant plusieurs mois. Je suis heureux de saisir l'occasion qu'il me fournit d'adresser l'expression de ma profonde gratitude à mon maître vénéré, M. le Professeur M. Lanelongue. J'ai toujours trouvé en lui l'accueil le plus bienveillant près de la science la plus sûre. MM. les professeurs agrégés Demons et Poinsot voudront bien recevoir ici mes remerciements pour les indications et les documents précieux qu'ils m'ont fournis. Chacun d'eux a mis gracieusement à ma disposition son observation inédite ; tous deux aussi m'ont permis de puiser dans les revues et journaux étrangers de leur bibliothèque.

Que M. Fée, médecin principal à l'hôpital militaire de Toulouse, veuille également me permettre de le remercier de l'extrême obligeance avec laquelle il m'a traduit les deux longues observations allemandes de Kappeler.

ŒSOPHAGOTOMIE EXTERNE

CHAPITRE I.

Historique.

Nous n'avons point l'intention d'étudier avec détails l'historique de l'œsophagotomie externe. Le chapitre de la thèse de M. Terrier (1870), qui traite cette question, est trop complet pour que nous ayons à la reprendre après lui. Nous nous bornerons donc à en retracer les grandes lignes jusqu'en 1870, et c'est M. Terrier lui-même qui nous guidera dans ce coup d'œil rétrospectif. Puis nous aurons à rechercher le chemin parcouru depuis lors par l'opération.

Il était naturel que la première idée d'ouvrir l'œsophage fût inspirée par le désir d'extraire les corps étrangers. C'est dans ce but que Verduc l'émit le premier en 1643. Mais avant même que cette idée eût été mise en pratique par Goursaud (1738), qui fit la première œsophagotomie externe, Stoffel, à la suite d'une observation de rétrécissement soi-disant cartilagineux rapportée par Bonnet (1700), émettait la réflexion fort judicieuse que l'ouverture du canal alimentaire aurait pu être tentée. C'est donc à Stoffel que revient l'idée d'appliquer l'œsophagotomie aux rétrécissements. Il est vrai que cet auteur la traite de « *Incertum* » *remedium certæ morti præferendum* ». Il n'y voit qu'un palliatif.

Il était difficile de la faire admettre, même dans ces conditions, car on considérait alors avec terreur les plaies œsophagiennes. Guattani (1747) et Bertrandi (1769) établirent que l'opération n'est ni aussi difficile ni aussi périlleuse qu'on se l'imaginait et tentèrent de réagir contre les croyances erronées du siècle dernier. Les œsophagotomies pratiquées pour extraire les corps étrangers devaient venir leur donner raison. Aussi, vers la fin du siècle dernier, mettait-on en pratique l'idée de Stoffel. On demanda d'abord à l'opération un palliatif contre un rétrécissement cancéreux. La malade se mourait d'inanition et l'œsophagotomie rapportée par Tarenget (1876), mais dont l'auteur est resté inconnu, lui procurait une survie de seize mois. Les progrès seuls du cancer emportèrent la malade.

Mais, aussitôt après sa première application, l'œsophagotomie contre les rétrécissements tombe dans l'oubli. Les tentatives de Guattani et de Bertrandi sont peu fructueuses et les auteurs de la fin du siècle dernier et du commencement du nôtre n'acceptent l'œsophagotomie qu'avec répugnance. Encore ne la conseillent-ils que pour l'extraction des corps étrangers et à la dernière extrémité.

Rossi (1808), Léveillé (1812), Richerand (1821), et surtout Vacca Berlinghieri (1820), tendent à faire grandir l'œsophagotomie externe dans l'estime du monde chirurgical, mais il n'est toujours pas fait mention de son application aux rétrécissements. C'est Kessler (*Dictionnaire de chirurgie* de Rust, 1834) qui, seul à cette époque, s'occupe de cette seconde indication de l'œsophagotomie quand il la définit : « L'ouverture du canal œsophagien, soit pour extraire des corps étrangers, soit pour introduire des aliments d'une manière artificielle ». L'incision de l'œsophage contre les strictures n'en reste pas moins enfouie dans un profond oubli, j'allais dire une profonde ignorance, jusqu'à Velpeau (1839 et 1840).

Mais le travail de Vacca, celui de Bégin (1832), avaient accru le crédit de l'opération et on y eut plus fréquemment recours et avec succès contre les corps étrangers. Le contre-coup de ces résultats heureux devait se faire bientôt sentir, et, en 1844, Watson opère un rétrécissement. Il ne demande pas uniquement à l'œsophagotomie un palliatif; dans sa pensée, elle devait avoir aussi un but curatif et il incise le rétrécissement lui-même. Sa tentative ne réussit pas complètement et ne constitue qu'un demi-succès, car, deux mois plus tard, le malade mourait, mais d'accidents dyspnéiques. Les lésions et la nature du rétrécissement que révéla l'autopsie nous expliquent cet échec partiel.

L'année suivante, en 1845, de Lavacherie pratique de nouveau l'œsophagotomie contre un rétrécissement. Il se propose mieux que de combattre simplement l'inanition, mais son bistouri ne va pas attaquer directement le rétrécissement comme l'avait fait Watson. Il incise au-dessus afin de faciliter l'introduction, par la plaie, de sondes propres à dilater le point coarcté en même temps qu'à alimenter le malade. Il ne réussit que partiellement car la mort survenait le quinzième jour, mais elle n'est en rien imputable à l'opération.

Ainsi, en 1845, on connaît trois cas d'œsophagotomie externe pratiqués contre des rétrécissements. Nous aurons à dire plus loin que l'incision peut reconnaître trois indications de siège : au-dessous, au niveau, au-dessus. Dès cette époque, on a appliqué ces trois variétés, sans méthode encore, il est vrai, sans indications, mais le fait brutal n'en reste pas moins acquis à l'histoire du sujet qui nous occupe.

Cependant ces derniers résultats, mal interprétés, n'encouragèrent pas les chirurgiens. Acceptée contre les corps étrangers, l'œsophagotomie contre les rétrécissements ne gagne pas de terrain, et Dieffenbach (1848) se fait l'écho de l'opinion quand il dit : « Elle sert, tout au plus, à prolonger une misérable existence ».

Peu de temps après pourtant Monod y a de nouveau recours. Il ne lui demande qu'une ressource palliative, réussit, et la malade ne succombe que trois mois plus tard au progrès de son cancer.

En 1853, paraît la thèse d'agrégation de Follin sur « les rétrécissements de l'œsophage », œuvre magistrale dans laquelle l'auteur recherche les faits d'œsophagotomie publiés avant lui, s'en inspire, et place la question dans son véritable jour. Il divise l'opération suivant son siège, repousse sa gravité et les difficultés qu'on lui a attribuées. « Personne ne songera sans doute, dit-il, à appliquer cette opération à des cas de rétrécissements peu considérables et que les sondes traversent facilement, mais quand le rétrécissement est imperméable, quand il ne se laisse traverser que très difficilement ou avec de vives souffrances qui exagèrent les phénomènes inflammatoires, la question se pose autrement. » Malgré ce remarquable et consciencieux travail, les chirurgiens français s'abstinrent presque de pratiquer l'œsophagotomie, même dans les cas de corps étrangers, contrairement à ce qui se passait ailleurs. Il est vrai que les auteurs de cette époque ne les y encourageaient pas (Nelaton, 1853; Vidal de Cassis, 1855; Guérin, 1858; Chassaignac, 1862). Presque seul Malgaigne s'occupe de l'opération quand il s'agit de rétrécissements; il lui donne même son adhésion formelle. Aussi ne trouve-t-on que deux nouvelles œsophagotomies en France jusqu'à la thèse de Terrier. Une d'elles, celle de Richet, fut dirigée contre un rétrécissement. « Malheureusement, dit Terrier, elle n'a pas été publiée et nous n'avons pu nous la procurer ». Nos propres recherches n'ont pas été plus heureuses et nous ne savons de cette opération que le peu qu'en dit Richet dans son anatomie chirurgicale. Elle est antérieure à 1860 puisqu'elle est mentionnée dans l'édition de cette année-là. Durant cette même période, Terrier n'a rencontré à l'étranger que deux observations d'œsophagotomie externe pour des rétrécissements : l'une, publiée en Allemagne en 1865, est due à Bruns; l'autre, en 1868, à l'Anglais Willett.

Dans le premier cas, il s'agissait d'un rétrécissement inflammatoire, et l'ouverture fut faite au-dessus. Le résultat se montra d'abord très bon, mais la malade succombait un mois après à des accidents laryngés qui paraissent étrangers à l'opération et qui nécessitèrent la trachéotomie. Le second fait a trait à un rétrécissement cancéreux. L'incision pratiquée au-dessous de lui était considérée comme palliative et réussit très bien, mais le malade, refusant de se laisser alimenter, mourut d'épuisement dix-huit jours plus tard.

Quoiqu'on n'eût guère recours à l'œsophagotomie en France, nous la trouvons toutefois rappelée dans un certain nombre de publications : elle n'est donc point oubliée. Mais voici venir Terrier qui va tenter de lui rendre, dans une œuvre capitale, « *De l'Œsophagotomie externe,* Paris, 1870, » le rang qui lui convient.

Réunissant les œsophagotomies pratiquées contre les corps étrangers, il arrive à un total de vingt-quatre opérations, sur lesquelles vingt fois la guérison a été obtenue ; ce qui lui permet de conclure que « l'opération de l'œsophagotomie externe offre bien moins de gravité qu'on ne pense généralement. » Quant aux rétrécissements, Terrier adopte les conclusions de Follin, mais il va plus loin que lui. Après avoir accepté l'opération palliative, il ajoute : « Quand un rétrécissement inflammatoire ou cicatriciel est situé dans la portion cervicale ou tout à fait à la partie supérieure de la portion thoracique de l'œsophage, que ce rétrécissement est infranchissable ou très difficile à franchir, l'œsophagotomie externe est parfaitement autorisée comme opération palliative ou curative. — Dans ce dernier cas, l'ouverture de l'œsophage peut être faite soit au niveau même du rétrécissement qui est alors sectionné de dehors en dedans, soit au-dessus de lui. — La section directe du rétrécissement est tout à fait exceptionnelle jusqu'ici, mais rien ne prouve que ce soit une mauvaise opération. — L'ouverture du conduit pharyngo-œsophagien doit être faite de préférence au-dessus du rétrécissement à cause de la plus grande facilité de l'opération et de la possibilité de dilater assez vite le point rétréci. »

Nous verrons l'œsophagotomie interne enlever à l'externe quelques-unes de ces indications. L'auteur ne nous semble pas être suffisamment descendu, dans son travail, dans le détail de celles-ci en les discutant d'après la nature et le siège du rétrécissement. Il est resté, peut-être, un peu trop général.

Qu'est devenue la question depuis lors? Voilà ce que nous avons à rechercher actuellement. Afin de le déterminer, nous nous sommes livré à de sérieuses recherches. Comme nous le disons plus haut, nous avons interrogé des publications et des journaux étrangers. Aux sept faits d'œsophagotomie contre des rétrécissements connus jusqu'au travail de Terrier, nous pourrons en joindre cinq. Nous avons trouvé l'indication du premier, dû à Menzel, dans la *Gazette hebdomadaire de médecine et de chirurgie* (8 décembre 1871). Le second, appartenant à Podrazki et rapporté par le docteur Weichselbaum, nous est fourni par la Revue de Hayem. Des trois derniers, l'un a été gracieusement mis à notre disposition par M. le professeur agrégé Poinsot, à qui il est personnel, et qui a bien voulu nous en confier la publication. Nous avons trouvé les deux autres, encore inconnus en France, dans le *Deutsche Zeitschrift fur Chirurgie* (1877). Mais prenons la question chronologiquement.

En 1871, Menzel pratique l'œsophagotomie comme opération palliative, au-dessous du rétrécissement par conséquent.

L'opéré meurt un jour après. Voilà tout ce que nous en savons, n'ayant pu nous procurer cette observation rapportée dans les *Archives médicales belges* (mai 1871).

Deux ans plus tard, en 1873, l'autrichien Podrazki opère un rétrécissement extrêmement étroit et qui résiste absolument à la dilatation. L'incision porte sur le rétrécissement lui-même. Le patient meurt deux jours après avec les signes de la pyhémie, et l'autopsie fait voir un rétrécissement cancéreux.

Poinsot, en 1875, se trouvait également en face d'un rétrécissement cancéreux de la partie supérieure de l'œsophage, devenu très étroit, à cause de l'opposition mise par la malade à la dilatation. L'état général était devenu très mauvais. L'incision fut pratiquée au-dessous du rétrécissement et accomplie sans aucune difficulté et sans la moindre perte de sang. La malade parut d'abord se relever mais elle succombait vingt heures après. L'autopsie montrait un deuxième rétrécissement au-dessus du cardia et une congestion des deux poumons.

L'année suivante, Kappeler pratiquait chez deux malades l'œsophagotomie externe, également dans des cas de carcinomes. Il incisa les deux fois au-dessus de la tumeur et les deux fois la mort survint très vite.

En notant ces cinq faits, nous constatons que l'œsophagotomie externe contre les rétrécissements commence enfin à trouver du crédit auprès des chirurgiens. Tandis que, depuis la proposition de Stoffel, sept faits seulement avaient pu être réunis dans l'espace de plus d'un siècle et demi, nous en rencontrons cinq cas durant ces dix dernières années, encore n'avons-nous pas la prétention d'être complet.

Ce pas en avant est vraisemblablement attribuable aux travaux que nous venons de citer. Ils constituent, d'ailleurs, les dernières publications spéciales que paraît avoir inspirées la matière.

A ne considérer que brutalement les cinq faits que nous venons de faire connaître, il est incontestable que ceux-ci paraissent peu militer en faveur de l'opération. Nous aurons à nous demander si c'est ainsi qu'ils doivent être interprétés.

Pour avoir le dernier mot de l'état de la question qui nous occupe, nous devons ouvrir les traités de pathologie et les articles de dictionnaires récemment publiés.

Duplay accepte l'opération. Il préfère l'œsophagotomie interne dans les cas de rétrécissements encore franchissables, mais ne se laissant traverser que très difficilement. Dans les rétrécissements infranchissables de la portion cervicale, il n'hésite pas à donner à l'œsophagotomie externe le pas sur la gastrostomie. Dans son article *œsophage*, du *Dictionnaive de Médecine et de Chirurgie pratiques*, Luton, à propos des rétrécissements, se contente de mentionner brièvement l'œsophagotomie externe, sans établir suffisamment ses indications et, comme conséquence, ses diverses variétés.

Nous trouvons dans Péan (*Éléments de Path. chir.*, t. IV, 2e part., 1879) la question mieux divisée, l'opération comprise et préconisée. S'il s'agit d'une production organique, on doit inciser au-dessous du point rétréci et l'on emploiera ainsi un moyen palliatif qui peut être utile. « Si le rétrécissement est de nature fibreuse et qu'il n'y ait pas de contre-indication, on devra porter le bistouri soit au-dessus du rétrécissement, soit à son niveau, en intéressant le tissu malade. De cette façon, non-seulement on pourra alimenter le malade avec la sonde, mais on pourra espérer obtenir une guérison complète en ne laissant se fermer la plaie de l'œsophage que lentement et en pratiquant la dilatation graduelle. »

Nous rencontrons également une adhésion à l'œsophagotomie externe dans l'article du *Dictionnaire encyclopédique des sciences médicales* (t. XIV, 2e part., 1880), article qui a pour auteur Michel, de Nancy; ce qui prouve le soin avec lequel ce chirurgien s'est occupé de la question, c'est qu'il mentionne les deux opérations récentes de Menzel et de Podrazki.

Après avoir longuement supporté les critiques et les méfiances, l'œsophagotomie externe contre les rétrécissements est donc parvenue à se faire aujourd'hui à peu près généralement accepter, non-seulement comme palliatif, mais aussi comme véritable traitement curatif. Tout porte à croire que la faveur dont elle jouit s'accroîtra encore.

Comme ces pénibles et laborieuses entreprises conduisant à un succès d'autant plus certain qu'il a été acheté par plus d'efforts et nécessité la lutte contre plus d'obstacles, l'œsophagotomie externe tend à prendre, dans l'arsenal de nos ressources chirurgicales, un rang qui ne lui sera plus contesté. Les longues étapes qu'elle aura fournies pour y parvenir seront un sûr garant de sa réelle valeur.

CHAPITRE II

Observations et réflexions.

Le travail de Follin (1853) rapportait quatre observations : celles de Tarenget, Watson, de Lavacherie, Monod. La thèse de Terrier y ajoutait trois faits nouveaux (Richet, Bruns, Willett). A ces sept cas, nous pouvons en joindre cinq autres (Menzel, Podrazki, Kappeler, Poinsot), ce qui porte à douze le total des observations sur lesquelles nous baserons nos conclusions. Malheureusement, sur ce nombre, il y en a deux (celles de Richet et de Menzel), sur lesquelles nous manquons de renseignements suffisants.

A cette liste nous ne croyons pas devoir joindre le fait suivant, de Billroth, que nous trouvons dans la *Gazette hebdomadaire de Médecine et de Chirurgie* (1872, p. 733). Il s'agit d'un enfant de six ans qui avait avalé une solution de potasse caustique. Le rétrécissement fut traité par la dilatation. L'enfant pouvait prendre des liquides et des bouillies quand il avala un bouton qui s'arrêta au niveau de la poignée du sternum. Billroth pratiqua l'œsophagotomie externe ; la plaie fut guérie en huit jours.

Comme on le voit, il s'agit ici d'une opération faite contre un corps étranger, et nous ignorons l'influence qu'elle put avoir secondairement sur le rétrécissement.

Nous lisons également dans le *British Medical Journal* (1878, vol. II, p. 894), dans une lettre d'un correspondant de Vienne : « Le professeur Billroth a exécuté de nouveau l'opération de l'œsophagotomie, dans l'espérance de prolonger la vie d'un homme souffrant d'un rétrécissement de l'œsophage. C'est la cinquième fois, à notre connaissance, et le succès est encourageant en considérant les grands bénéfices que l'opération a été capable d'apporter une fois de plus. » Cette note nous a jeté dans l'embarras. S'agit-il d'une simple œsophagotomie ou d'une résection de l'œsophage, comme ce chirurgien en a pratiqué sur des chiens? mais nous ne sachions pas qu'il ait jamais réséqué l'œsophage chez l'homme. Quoique ne pouvant donc tirer parti de ce fait, nous tenions à le signaler.

Suivant l'exemple de Follin, nous divisons les observations en trois parts : Œsophagotomie au-dessous, au niveau, au-dessus. Nous nous bornerons à donner un résumé de celles déjà publiées en France.

1° Œsophagotomies au-dessous du rétrécissement.

Ce mode de l'opération répond à un but peu audacieux. Simple méthode palliative, il se propose de combattre la mort par inanition.

Nous verrons que, malheureusement, c'est trop souvent tout ce que l'on peut tenter. Nous en connaissons cinq cas.

OBSERVATION I.

Rapportée par Tarenget. (Extraite de la Thèse de Follin.)

Une religieuse de l'abbaye des Prés se plaignait de mal de gorge; la déglutition était difficile, elle devint impossible. L'engorgement se propageait en dehors dans toutes les glandes du cou et de la mâchoire inférieure. On pratiqua une ouverture inférieurement à la place où la malade avait ressenti la première douleur; on établit à cette ouverture une espèce d'entonnoir dans lequel on versait des nourritures liquides. Elle vécut seize mois avec cet heureux artifice. Son cadavre fut ouvert, tout l'œsophage présenta un engorgement en tout semblable à celui du dehors.

Ici l'opération réussit pleinement et donne à une malade condamnée à une mort certaine; une survie de seize mois. La mort n'est entraînée que par les progrès du cancer.

OBSERVATION II.

Fait dû à Monod. (Extrait de la Thèse de Follin.)

M. Monod a pratiqué, il y a quelques années, une opération d'œsophagotomie chez une femme affectée d'une lésion cancéreuse à l'extrémité inférieure du pharynx et à la partie voisine de l'œsophage, qui empêchait le passage de tout aliment. L'opération fut faite sans le secours du conducteur et par le procédé ordinaire; elle fut très simple, en raison de la maigreur extrême de la malade. L'œsophagotomie, comme opération, réussit très bien et permit l'alimentation, mais la malade succomba trois mois après, par suite des progrès du mal.

Ici encore, c'est un succès réel obtenu. Si la survie n'est pas aussi longue que dans le cas précédent, c'est que, dans ces conditions, elle dépend du degré et de l'évolution de la lésion elle-même.

OBSERVATION III.

Fait dû à Willett. (Résumé de l'observation rapportée dans la Thèse de Terrier.)

Sans cause appréciable, la malade, âgée de quarante-sept ans et domestique de son état, était gênée depuis sept mois pour avaler. Cette gêne alla croissant et la déglutition des liquides bus à petits coups était seule possible. L'état général était devenu très mauvais. L'examen extérieur et les commémoratifs restaient négatifs. La sonde était arrêtée au niveau de l'union du pharynx avec l'œsophage. Ayant réussi à faire passer la bougie n° 8, on continua la dilatation, mais, quand le n° 14 put passer, il se forma, probablement sous l'influence des manœuvres, un abcès en avant du cricoïde. La dilatation fut suspendue, l'abcès ne se fermait pas, et la malade ne tarda pas à ne plus pouvoir avaler que très peu d'eau-de-vie et d'extrait de bœuf et encore avec les plus grandes difficultés, tandis que l'amaigrissement arrivait au dernier degré.

L'opération fut faite dans ces conditions (quatre mois après l'entrée à l'hôpital) du côté gauche et sur une bougie n° 5 passée dans le rétrécissement et servant de conducteur. L'incision oblique, presque parallèle au bord interne du sterno-mastoïdien, s'étendait depuis le bord inférieur du cartilage thyroïde jusqu'à l'articulation sterno-claviculaire. L'opération fut facile et l'on ne vit aucun vaisseau si ce n'est, dans la partie tout à fait inférieure, le tronc veineux brachio-céphalique. Vers la fin, l'opération fut rendue un peu plus difficile, dit Willett, par suite de l'existence de nombreux trajets fistuleux et de points suppurés qui masquaient les tissus. L'œsophage fut incisé et le doigt, introduit par l'ouverture, sentit au-dessus d'elle le rétrécissement. Par l'ouverture on introduisit et maintint en place une grosse canule à trachéotomie et c'est en faisant pénétrer au travers de celle-ci un tube flexible, qui arrivait facilement jusque dans l'estomac, qu'on alimentait la malade. Celle-ci retrouvait ses forces, tout marchait à souhait quand elle finit par refuser de se laisser alimenter. Elle mourut d'épuisement dix-huit jours après l'opération.

A l'autopsie on trouvait un rétrécissement d'un pouce de longueur dont la partie supérieure répondait au milieu du cricoïde. Toute la circonférence du conduit était envahie par un épithélioma; toutefois l'obstacle principal provenait d'une saillie à convexité postérieure produite par les tissus placés entre l'œsophage et la face postérieure du cricoïde, tissus qui étaient plus spécialement le siège de l'infiltration. La face interne de l'œsophage était ulcérée vis-à-vis le siège du rétrécissement et de nombreux trajets fistuleux naissaient en ce point et s'irradiaient vers les parties molles environnantes.

Comme les deux cas précédents, celui-ci nous montre une opération et un résultat heureux que compromet seule, après dix-huit jours, l'obstination de la malade à refuser les aliments.

Les deux faits suivants ne seront pas aussi favorables.

L'un d'eux est celui de Menzel. Comme nous l'avons dit, nous n'en savons que le peu qu'en rapporte la *Gazette heddomadaire*.

OBSERVATION IV.

Fait dû à Menzel. — *Archives médicales Belges*, mai 1881. (Note extraite de la *Gazette hebdomadire de médecine et de chirurgie*, 8 décembre 1881.)

Il s'agissait d'un rétrécissement de l'œsophage pour lequel le malade faisait lui-même la dilatation; l'opération était considérée comme palliative; le malade est mort un jour après l'œsophagotomie.

Sans doute, dans ce cas, le rétrécissement était de nature maligne, puisqu'on ne cherchait dans l'œsophagotomie qu'un palliatif; le malade était donc perdu. Dans quelle mesure l'opération a-t-elle hâté la mort? Voilà ce que nous ne savons pas suffisamment. A coup sûr, cependant, ce résultat est très défavorable.

OBSERVATION V (*inédite*).

Rétrécissement cancéreux de la partie supérieure de l'œsophage. Œsophagotomie externe. Mort.

PAR M. LE Dr POINSOT,

chirurgien des Hôpitaux, professeur agrégé à la Faculté de Médecine de Bordeaux.

Au mois d'avril 1875, je fus prié par mon confrère et ami, le Dr Bosq, de visiter une de ses malades, pour laquelle il jugeait urgente une intervention chirurgicale. Cette femme, âgée de cinquante-cinq ans, d'une constitution robuste, jouissait d'une excellente santé lorsque, quelques mois auparavant, elle commença à éprouver une certaine gêne de la déglutition. Cette gêne, que la malade avait d'abord rapportée à une simple angine, s'accentua peu à peu et, lorsque le Dr Bosq fut appelé, la déglutition des aliments solides était devenue à peu près impossible. Notre confrère constate, par le toucher, l'existence d'une tumeur mamelonnée de la partie inférieure du pharynx : il conseille l'iodure de potassium à hautes doses et tente la dilatation progressive. Mais la malade se refusa à continuer ce traitement et partit pour la campagne où elle passa une quinzaine de jours.

A son retour, les accidents s'étaient sensiblement aggravés : les boissons même étaient difficilement ingérées. La sonde œsophagienne de petit calibre pouvait à peine passer et son contact déterminait de si vives douleurs que la malade s'opposait bientôt à son emploi.

Cependant l'état général était devenu mauvais : amaigrissement extrême, fièvre continue, soif ardente, hallucinations, etc.

C'est dans ces conditions que le Dr Bosq me priait d'intervenir.

Après avoir reconnu le rétrécissement, je proposai l'œsophagotomie externe qui fut acceptée.

L'opération fut pratiquée séance tenante avec l'aide de MM. Testut, Lalesque et Pousson, alors internes de l'hôpital Saint-André.

La malade, anesthésiée pendant la première partie de l'acte chirurgical, fut placée dans le décubitus dorsal, la tête légèrement renversée en arrière, la face regardant à droite.

Le procédé fut celui de Bégin : incision suivant le bord antérieur du sterno-cléido-mastoïdien gauche. La lèvre interne de l'incision fut maintenue par un aide, tandis que je réclinais moi-même en dehors le sterno-cléido-mastoïdien et la gaîne vasculo-nerveuse. *A vrai dire, cette dernière ne fut jamais aperçue.* L'opération eut lieu d'ailleurs presque à blanc; aucun vaisseau d'un calibre appréciable ne fut ouvert.

Quand la dissection m'eut conduit sur la colonne vertébrale, j'introduisis par la bouche, et non sans difficulté, un cathéter uréthral à grande courbure et à cannelure bien marquée. C'est sur lui que je pratiquai l'incision de l'œsophage.

A ce moment, l'aide chargé du cathéter, dans le mouvement qu'il lui imprimait pour le faire saillir, en fit sortir la pointe par la plaie. Cet incident me donna quelque peine à introduire la sonde œsophagienne. J'y réussis cependant en plongeant le doigt dans la plaie, de manière à reconnaître le bout inférieur et en glissant dessus une sonde cannelée, recourbée en crochet, qui servit de conducteur à la sonde élastique. Celle-ci pénétra facilement sur une certaine étendue (huit à dix centimètres), mais, à ma grande suprise, elle s'arrêta en ce point et se courbait si j'essayais de la pousser plus loin.

Pensant toutefois être arrivé dans l'estomac, j'injectai doucement une demi-seringue de bouillon et un peu de vin. Ces liquides pénétrèrent facilement.

Je quittai la malade en recommandant de renouveler l'injection alimentaire toutes les trois heures, mais sans conserver grand espoir d'un succès, vu le délabrement extrême de l'état général.

L'opération avait été terminée vers six heures du soir.

Mes recommandations furent rigoureusement suivies. La malade parut se relever; elle sommeilla à diverses reprises pendant la nuit. Vers le matin, le délire et les hallucinations reparurent, la soif redevint ardente, la respiration s'engagea et la malade succomba vingt heures après l'opération.

A l'autopsie, que la famille voulut bien permettre, on constate un deuxième rétrécissement, de nature squirrheuse, au-dessus du cardia. Les deux poumons étaient le siège d'une congestion hypostatique.

Comme on le voit, l'opération fut facile ; elle eut lieu presque à blanc, comme dit l'auteur. La seule difficulté fut causée par l'issue du cathéter à travers la plaie. Nous sommes porté à croire que le grand délabrement de la malade (fièvre continue, soif ardente, hallucinations) a été la seule cause de l'insuccès que nous enregistrons. L'opération pratiquée plus tôt aurait eu plus de chances de réussite.

En résumé, nous voyons l'œsophagotomie externe dirigée comme palliatif contre les rétrécissements cancéreux de la région cervicale, c'est-à-dire pratiquée au-dessous de ces rétrécissements, donner sur les cinq cas connus trois succès et deux insuccès. Parmi ces derniers encore, y en a-t-il un imputable aux conditions déplorables dans lesquelles on dut opérer.

2° Œsophagotomies au niveau du rétrécissement.

Nous ne trouvons que deux fois l'œsophagotomie externe pratiquée au niveau même du rétrécissement. On se propose alors de s'attaquer directement à celui-ci ; c'est une méthode curative en même temps que palliative.

OBSERVATION VI.

Fait dû à Watson. *The Dublin journal*, vol. XXVII. p. 260, 1845 (Résumé de l'observation rapportée par Follin.)

J. A..., âgé de vingt-quatre ans, ayant joui jusque-là d'une assez bonne santé, est pris, vers la fin du mois d'octobre 1843, à la suite d'une toux passagère, d'un gêne dans la déglutition. Vers le 1er janvier 1844, la dysphagie avait augmenté au point que les solides ne pouvaient plus être ingérés. Le 19, il était complètement impossible de franchir l'obstacle que la sonde rencontrait à la distance de sept pouces des dents incisives. Le malade ne prenait plus que des liquides ; il était amaigri et affaibli. La glande thyroïde était volumineuse, et il existait quelques engorgements ganglionnaires au-dessous du maxillaire inférieur.

Le 27 janvier on pratiqua la cautérisation avec le nitrate d'argent ; cette manœuvre réussit mal.

L'œsophagotomie est pratiquée le 12 février. Après l'ouverture du conduit, le chirurgien s'aperçoit que l'obstacle siège immédiatement audessous de son incision, aussi prolonge-t-il celle-ci après avoir sectionné en travers le muscle sterno-mastoïdien. Après beaucoup de difficultés, toute l'épaisseur du rétrécissement (un pouce et demi) est incisée. Par une sonde œsophagienne du plus gros calibre, introduite à travers la plaie, on alimente le malade.

Celui-ci paraît se relever; on constate d'abord un peu d'altération de la voix. Le sixième jour, la sonde, qui jusque-là avait été laissée à demeure à travers la plaie, est passée par la narine gauche. La plaie est réunie par des bandelettes agglutinatives et elle se rétrécit rapidement au point d'admettre à peine un stylet fin.

Cependant le malade restait faible; plus tard il est pris de dyspnée et la sonde détermine de la suffocation; mais cet accident disparaît et l'alimentation continue lui permet bientôt de sortir à cheval.

Le 16 avril la dyspnée reparaît, accompagnée de douleur et de tuméfaction des parties; elle augmente au point de nécessiter la trachéotomie, malgré laquelle le malade expirait le 14 mai (trois mois après l'opération), en proie à de la dypsnée et à de la diarrhée colliquative.

L'autopsie montrait une pneumonie droite, une pleurésie gauche. Le larynx présentait un œdème sous-muqueux et une contraction de la glotte. La trachée communiquait par deux fissures longitudinales avec une vaste ulcération qui comprenait le pharynx et la partie supérieure de l'œsophage. Cette ulcération était entourée d'une infiltration tuberculeuse.

Si le but curatif que se proposait Watson n'a pas été atteint, il est incontestable, cependant, que l'opération a procuré au malade une survie de trois mois. Pourquoi sont survenus les accidents de dyspnée et de suffocation? Terrier les attribue aux imprudences du malade. Nous ne partageons pas cette manière de les interpréter. Ils nous semblent dépendre bien plutôt de la communication établie entre la trachée et l'œsophage et de la propagation des lésions que montra l'autopsie.

OBSERVATION VII.

Fait dû à Podrazki, rapporté par Weichselbaum, *Wiener Médiziniche Wochenschrift*, 1873, nos 33, 35, 36. (Résumé rapporté dans la revue de Hayem. vol. 4.)

Il s'agit d'un malade de quarante ans, ayant contracté la syphilis en 1866. En 1867, il eut un ulcère du palais; en 1870, une carie partielle des os du nez; à peu près à la même époque il ressentit, pour la première fois, un léger trouble dans la déglutition, qui augmenta progressivement et le força, en novembre 1872, à entrer à la clinique du professeur Podrazki, à Vienne. Il n'avalait plus que des aliments liquides.

On reconnut un rétrécissement considérable au niveau du cartilage cricoïde ; la sonde œsophagienne était arrêtée à ce niveau et ce ne fut qu'au bout de huit jours de nombreuses tentatives infructueuses qu'on parvint à franchir le rétrécissement avec une corde de boyau très fine. En l'absence de signes différentiels certains, on admit la nature syphilitique de l'affection, sans toutefois exclure la possibilité d'un rétrécissement cancéreux. On essaya d'abord de la dilatation progressive, mais sans succès et, au commencement de janvier 1873, on essaya d'un traitement général antisyphilitique. Des frictions mercurielles continuées pendant douze jours amenèrent une amélioration considérable de la déglutition, et il put même avaler des aliments solides.

Bientôt cependant les mêmes accidents reparurent ; en même temps la voix devint rauque, puis l'on constata les signes d'une paralysie des cordes vocales.

On essaya encore de la dilatation, mais, le 1er et le 2 février, il fut impossible de franchir le rétrécissement et, à partir du 3 février, le rétrécissement fut absolument imperméable et ne laissa plus passer une goutte de liquide. Le malade se refusait à l'opération qui paraissait inévitable ; on essaya encore sans succès des frictions mercurielles, enfin, le 10 février, après sept jours d'inaction absolue, l'œsophagotomie fut pratiquée au niveau du rétrécissement.

Le malade succomba deux jours plus tard avec les signes de la pyhémie.

A l'autopsie on trouva l'œsophage rétréci dans une étendue de sept centimètres à partir du niveau du cartilage cricoïde. Toute cette partie présentait une perte de substance annulaire, comprenant toute la périphérie du canal. Les limites supérieure et inférieure étaient formées par le bord nettement découpé de la muqueuse normale. Le fond de l'ulcère était formé par un tissu résistant, blanchâtre, d'apparence fibroïde, présentant deux ou trois noyaux proéminents, de consistance presque cartilagineuse et dont on pouvait exprimer à la coupe un suc blanchâtre.

A l'œil nu, on hésitait encore à se prononcer sur la nature de l'ulcération ; l'examen microscopique des noyaux prouva que c'était une tumeur carcinomateuse.

On pouvait encore admettre que ces noyaux carcinomateux s'étaient entés sur une ulcération syphilitique ; mais, même dans les parties intermédiaires et fibroïdes, on reconnaissait encore les mêmes caractères, et il fallut bien admettre que, malgré les signes étiologiques, on avait eu affaire à une affection cancéreuse primitive.

Cette observation est assurément très défavorable, mais c'est à la nature du rétrécissement que doit être imputé le résultat fatal.

3° Œsophagotomies au-dessus du rétrécissement.

Cinq fois, à notre connaissance, l'œsophagotomie a été faite au-dessus du rétrécissement. Cette opération, dans ces cas, fut pratiquée soit parce que le rétrécissement siégeait trop bas pour l'opérer directement, soit parce que, voulant le dilater, on ne pouvait y arriver par les voies supérieures.

OBSERVATION VIII

Fait dû à de Lavacherie. — *Bulletin de l'Académie royale de Médecine de Belgique*, 1844-45, t. IV, p. 758. (Résumé extrait de l'observation rapportée par Follin.)

M. de S..., âgé de soixante-huit ans, est pris brusquement pendant son dîner, en août 1844, de violentes quintes de toux et de vomissements auxquels succède de la gêne de la déglutition, gêne qui va croissant. Vers la fin de février 1845, les substances réduites en bouillie ne franchissaient pas toujours le rétrécissement situé au niveau du bord supérieur du sternum.

La dilatation fut tentée, mais les accidents de toux et de suffocation qu'elle provoquait la firent suspendre. L'introduction à travers le rétrécissement d'une canule d'ivoire creuse laissée à demeure n'eut aucun succès. On ne put ni extraire la canule ni la pousser plus loin. L'obstacle ne pouvant être franchi par les sondes, l'œsophagotomie externe fut pratiquée, mais de Lavacherie ne décrit point le procédé suivi. On retira à travers l'ouverture faite à l'œsophage la canule d'ivoire et on se borna à quelques essais de cathétérisme. Le lendemain celui-ci fut heureusement exécuté. Dès lors, on put alimenter le malade et du bouillon et du vin furent même ingérés par la bouche, car la sonde était en place depuis deux jours à peine qu'elle était libre à l'endroit du rétrécissement et servait de conducteur aux liquides qui ne sortaient pas par la plaie et n'étaient plus rendus par le haut. Les choses se passaient à souhait quand, le cinquième jour, la première sonde fut remplacée par une autre d'un plus fort calibre. Celle-ci détermina des accidents de suffocation qui la firent enlever; on replaça l'ancienne. A partir de ce moment, M. de S... perdit courage, ne comprenant pas que l'œsophagotomie n'avait eu d'autre but que de permettre la dilatation. Dès que la sonde fut enlevée, rien ne passa plus dans l'estomac; la mort cependant ne survint que le quinzième jour. L'autopsie ne put être faite.

Voici encore un cas dans lequel l'opération réussit comme palliatif, mais tel n'était point le seul résultat qu'on en attendait. Pourquoi celui-ci n'a-t-il point été atteint? A quoi est due cette suffocation survenue quand on voulut placer une sonde d'un plus fort calibre? Cette tentative fut-elle faite trop tôt ou bien peut-être eut-on tort de laisser cette sonde à demeure? La nature du rétrécissement restée inconnue ainsi que les lésions concomitantes, limitent forcément et gênent nos réflexions.

A la suite de ce fait nous devons placer celui de Richet. Comme nous l'avons expliqué, nous en sommes malheureusement réduit à son sujet à ce que nous trouvons dans l'anatomie médico-chirurgicale de cet auteur. Nous donnons ce passage en entier. (Édit. 4e, 1873, p. 277.)

Je n'ai été qu'une fois dans la nécessité de pratiquer l'œsophagotomie, pour un cas de rétrécissement infranchissable siégeant au niveau du corps de la deuxième vertèbre dorsale et je puis dire que, quoique l'opération n'ait pas présenté de très grandes difficultés, il n'était cependant pas très facile de reconnaître le canal alimentaire et que ce n'est ni à sa couleur rougeâtre, ni à sa forme arrondie, bien moins encore à sa mobilité et à sa densité que j'ai pu le distinguer des parties environnantes. Effectivement, d'une part, le sang qui tombe dans une plaie aussi profonde que celle qu'on est obligé de faire pour arriver jusqu'à lui, masque complètement la coloration des tissus et, d'autre part, l'œsophage n'est ni mobile ni dense; il est au contraire très flasque et assez fixe à la région cervicale au moins. C'est grâce au conducteur de Vacca Berlinghieri que j'ai pu l'inciser sans trop de difficulté, puis arriver ensuite jusque sur le rétrécissement que je franchis d'abord avec un gros stylet boutonné, puis une sonde de femme et enfin, le lendemain, avec une sonde œsophagienne que je laissai à demeure.

On le voit, nous ignorons même quelle fut l'issue finale de l'opération. Dans son tableau des œsophagotomies contre les rétrécissements de l'œsophage, Terrier qualifie celui-ci de fibreux. S'il en est ainsi, nous avons tout lieu de croire à un succès. Mais c'est une simple hypothèse.

Faisons remarquer que, dans ce cas, un rétrécissement, imperméable à la sonde passée par les voies supérieures, a pu être franchi quand celle-ci a été introduite par la plaie de l'œsophage.

OBSERVATION IX.

Fait de Bruns. — *Dentsche Klinik,* 1865, p. 37 et suiv. (Résumé de l'observation rapportée dans Terrier.)

W. B..., cordonnier, trente-sept ans, avait cessé depuis un an d'avaler avec facilité. Rien dans les antécédents ni dans les commémoratifs. On crut d'abord à une angine, mais la dysphagie augmentant de jour en jour ne permettait plus que le passage des liquides et encore celui-ci nécessitait-il beaucoup de temps. La respiration présentait aussi une certaine difficulté. L'examen montrait une obstruction complète de l'œsophage à la hauteur du cricoïde et une sténose complète de la glotte avec diminution de la mobilité des cordes vocales. La sonde œsophagienne la plus fine ne parvenait pas à franchir le rétrécissement. Le cartilage cricoïde paraissait adhérer immédiatement à la colonne vertébrale. On trouva une tuméfaction indurée du lobe gauche de la thyroïde, aussi, en l'absence de tout autre signe, admit-on que le rétrécissement était causé tant par la compression que par la transformation fibreuse du tissu cellulaire environnant. Mais on ne put trouver la limite inférieure du rétrécissement. L'œsophagotomie est pratiquée le 5 novembre 1854 après administration du chloroforme. La description de l'opération nous montre que la méthode de Bégin fut suivie. Bruns se servit comme conducteur d'une sonde d'argent de Gély; ce conducteur était indispensable, vu que le corps thyroïde était tellement adhérent à l'œsophage qu'il empêchait de voir et de sentir ce conduit. En faisant pénétrer la sonde par l'ouverture faite au conduit, il fut d'abord impossible de franchir le rétrécissement. Mais, après la dissection et la séparation du lobe tuméfié de la thyroïde, on put passer une sonde de cinq millimètres de diamètre qui fut laissée à demeure. L'opération n'avait duré qu'une demi-heure; on n'eut pas de ligature de vaisseau à faire. Une hémorrhagie en nappe avait été arrêtée par la compression dans le fond de la plaie. Le résultat obtenu tendait donc à confirmer le diagnostic porté. On augmenta graduellement le volume des sondes de manière à obtenir la dilatation et, malgré leur présence, la plaie du conduit se fermait très rapidement. Le seizième jour, la sonde fut introduite par la bouche. Le rétrécissement se laissa dilater assez facilement et admit bientôt une sonde d'un centimètre, mais, frappé des désagréments occasionnés au malade par la sonde, Bruns fit faire de petits morceaux d'ivoire allongés et arrondis à leurs extrémités, fixés à un cordon de ficelle. Ils étaient portés et laissés à demeure dans le rétrécissement. Le 26 novembre on permit au malade de boire un peu d'eau sans sonde. Le résultat en fut heureux. Cependant le malade avait des accès de fièvres intermittente quarte.

Le 3 décembre, le bouchon d'ivoire, dont les diamètres étaient progressivement accrus, ne passe pas et le soir le rétrécissement devient brusquement infranchissable même à la sonde la plus fine dont l'introduction amène de la suffocation. Les liquides cependant pouvaient passer d'eux-mêmes. La respiration était très bruyante. Le laryngoscope montrait un œdème de la glotte au début avec tuméfaction des replis aryépiglottiques. La face postérieure du cricoïde était de nouveau rapprochée de la paroi postérieure du pharynx. La respiration s'embarrasse de plus en plus et la trachéotomie est pratiquée le 7 décembre. Par la canule sortit du pus qui fit croire un moment à un abcès situé à la paroi postérieure de la trachée et qui aurait causé en même temps le déplacement de l'œsophage. Le 8, la respiration devint très rapide, le coma survint et le malade mourait le 9. La veille de la mort on avait essayé d'introduire une sonde œsophagienne de un centimètre qui passa très facilement.

Autopsie. — Elle montre une pneumonie du lobe inférieur du poumon droit. Les deux poumons étaient œdématiés. Adhérences nombreuses sur les deux plèvres. La glande thyroïde ne fut trouvée que faiblement tuméfiée. L'œsophage, sur lequel on ne découvrait aucune perforation, adhérait fortement à la colonne vertébrale jusqu'à la troisième vertèbre dorsale par du tissu cellulaire très dense. Le larynx est très rétréci grâce à l'épaississement de sa paroi postérieure. Toute la partie supérieure de l'œsophage présente un abcès gangreneux en ceinture, vaste ulcération étendue du sommet des aryténoïdes jusqu'au-dessous du niveau du cricoïde. Au-dessous de cette portion, l'œsophage présente deux conduits séparés par une cloison de cinquante-cinq millimètres de longueur et perforée en un point, puis l'œsophage redevient unique jusqu'à l'estomac. Le conduit antérieur se termine en cul-de-sac à la partie supérieure; le postérieur tapissé d'épithélium paraît être le véritable conduit œsophagien.

Nous avons tenu à donner quelques détails sur cette longue observation car elle est assurément fort intéressante. L'opération réussit bien, ses résultats sont bons lorsque surviennent les accidents laryngés. Doit-on les attribuer à la pression exercée par les bouchons d'ivoire? Pas uniquement du moins, en admettant même qu'ils y aient eu une part, puisque la respiration était gênée depuis le commencement de l'affection. Ne trouvons-nous pas d'ailleurs, à l'autopsie, des lésions suffisantes pour nous donner la clef des événements ultérieurs à l'opération. Cependant la cause du rétrécissement reste peu connue.

Terrier croit trouver la raison de la dysphagie dans cette adhérence à la colonne vertébrale de la partie supérieure de l'œsophage empêché de se porter au devant du bol alimentaire. Ce même auteur rapproche avec raison ce cas de celui de Watson : dans les deux, vaste ulcération de la partie supérieure de l'œsophage, œdème du larynx, trachéotomie rendue nécessaire.

OBSERVATION X.

Kappeler ; *Deutsche Zeitschritt für Chirurgie*, 7me vol., 5me et 6me fasc., 1877, p. 381.

Le 22 décembre 1875, le nommé Jean A..., âgé de quarante-deux ans, du village de R..., se fait admettre à l'hôpital. Sa mère était morte d'un cancer de l'estomac et son père d'une maladie de cœur. Le malade est marié depuis dix-huit ans et père de neuf enfants bien portants. Huit mois auparavant, il pouvait encore avaler sans peine des aliments solides et liquides. Le pain seulement passait avec quelque difficulté et J. A... éprouvait en outre un sentiment de pression au cou. Au mois de juin 1875, il crut, après avoir mangé une grande quantité de cerises, qu'un noyau était resté dans l'œsophage au niveau du larynx. Après avoir sondé le le malade, le médecin appelé ne confirma pas cette opinion. Au mois d'août, une prune s'arrêta dans la gorge du sujet; elle n'avait pas de noyau; il voulut l'avaler tout entière mais elle resta enfoncée dans le cou et il fallut des efforts opiniâtres pour la ramener à la bouche et l'expulser. Depuis le mois de septembre, les difficultés presque continuelles de la déglutition augmentèrent à peu près progressivement jusqu'à l'entrée à l'hôpital. Le cou grossit lentement mais, quatre semaines auparavant, il aurait été plus gros que maintenant. Grâce à l'iode appliquée en traitement externe d'une manière continue, la grosseur du cou décrut quelque peu sans pour cela diminuer la dysphagie. La sténose était en effet considérée comme due à la pression exercée par le *Struma* (1) dont l'existence n'était pas douteuse, bien que l'un des médecins du patient n'eût pas fait d'exploration et que l'autre n'eût pas réussi à introduire la sonde.

A partir du milieu de novembre, chaque tentative de déglutition déterminait un chatouillement suivi de toux ; celle-ci se montrait particulièrement forte lorsque la quantité de liquide était plus grande que d'ordinaire ou bien lorsque le sujet exécutait quelques mouvements de déglutition très rapprochés. Depuis quatorze jours, le malade ne peut plus avaler que les liquides par la partie rétrécie ; ceux-ci passent avec peine et encore dit-il mettre un grand intervalle entre deux gorgées. Treize jours auparavant, il se réveillait avec la voix altérée ; peu à peu l'enrouement s'accentua et en vint en deux jours au point où il est actuellement. Cependant le sujet avait toujours un appétit qu'il ne parvenait jamais à satisfaire. Il perdit ses forces et serait, surtout pendant les deux dernières semaines, devenu très maigre. Il accusait de la douleur à chaque mouvement de déglutition.

31 décembre 1875. Le malade, homme bien musclé et à larges épaules, paraît quelque peu atteint, mais n'est nullement cachectisé. Dans les derniers temps, il se sentit très faible et languissant. Il avait des insomnies et, après chaque mouvement de déglutition, il éprouvait une douleur assez considérable, s'irradiant jusque dans les profondeurs de la nuque, aussi il demande avec instance, il exige presque une opération qui apporterait un soulagement à ses souffrances. Le visage et le cou étaient quelque peu enflés, la voix rude et enrouée. A gauche du cartilage cricoïde et en descendant plus bas, on sent que le lobe gauche de la thyroïde constitue une tumeur dure, un peu mobile vers la partie inférieure. Cette tumeur n'est très sensible qu'à une pression profondément exercée, c'est-à-dire, très vraisemblablement, quand on la presse contre l'œsophage. Si on porte à droite du cartilage cricoïde et profondément le doigt explorateur, on y sent aussi une tumeur assez dure, paraissant immobile et siégeant solidement sur l'œsophage. Dans le creux sus-claviculaire gauche on trouve quelques ganglions indurés,

(1) Je préfère laisser ce mot allemand qui est à la fois difficile à comprendre et à traduire exactement.

durs comme de la pierre. La partie sténosée de l'œsophage est si éloignée que le doigt, introduit aussi profondément que possible dans la bouche, ne peut l'atteindre, ce qui semble très naturel quand un cathétérisme explorateur, effectué de suite après, a montré que le rétrécissement siège à dix-huit centimètres en arrière de l'ouverture buccale. Une boule d'ivoire de neuf millimètres de diamètre passe avec quelque résistance à travers la sténose et pénètre dans l'estomac sans rencontrer d'autre obstacle; mais, après son extraction, la boule d'ivoire est recouverte de sang. Avec le laryngoscope on voit des mucosités à l'entrée du larynx. La corde vocale gauche est plus étroite et plus profondément située que la droite. Elle est d'une couleur gris rougeâtre et reste immobile pendant la phonation et la respiration. Une forte émission de voix porte la corde vocale droite sur la gauche et le cartilage de Santorini droit vient se placer directement devant le gauche.

Pendant le jour et vers le soir, le malade avale quelque peu de liquide sans trop de peine. Le lait et le vin provoquent une forte toux, le cacao l'irrite moins. Il accuse que la plus petite gorgée et chaque mouvement de déglutition, effectué même à vide, lui font ressentir une douleur violente qui se propage jusque entre les deux omoplates.

A la date des 2 et 3 janvier, le sujet se plaint de douleurs continuelles dans le cou, la nuque et entre les épaules; les douleurs augmentent progressivement et les mouvements de déglutition les rendent insupportables. D'ordinaire, il régurgite maintenant la moitié de ce qu'il prend. Soif ardente, nuits sans sommeil.

Le 2 janvier on réussit, seulement après deux tentatives infructueuses, à introduire avec peine et en provoquant des douleurs inouïes, une boule d'ivoire de 8 millimètres de diamètre à travers le rétrécissement. Le cathétérisme est suivi d'une légère hémorrhagie. Le 4 janvier, le malade éprouve, quand il avale, des douleurs si vives, il a des quintes si violentes, qu'il cesse complètement, faute de courage, de prendre quelque chose.

La diminution des forces, le danger de perforer avec la sonde la tumeur cancéreuse et l'ardent désir du malade d'être définitivement tiré de son misérable état, me déterminèrent à essayer la résection de l'œsophage le 4 janvier, à dix heures du matin. Tenant compte de ce que le *struma* est situé principalement à gauche, j'incise la peau depuis l'os hyoïde jusqu'à la clavicule sur le bord interne du sterno-cléido-mastoïdien droit, et je parviens vers les parties profondes, après avoir séparé l'aponévrose avec la sonde sur le bord interne du sterno-mastoïdien, ce qui met en évidence en dehors la gaîne des vaisseaux, en dedans une tumeur molle, grosse comme un œuf de canard et s'étendant depuis l'os hyoïde jusqu'à l'anneau supérieur de la trachée. Après que le *struma* est détaché aussi loin que possible avec l'instrument mousse, il est repoussé vers le haut et l'on aperçoit, à la hauteur du cartilage cricoïde, une masse de tumeur (Geschwulstmasse) très dure, fortement adhérente à la colonne vertébrale et soudée également avec le *struma*. Il y aurait eu témérité à se débarrasser de cette masse et il ne m'était pas possible de pénétrer dans l'œsophage au-dessous d'elle, car elle s'enfonce jusque sous l'ouverture du thorax; en conséquence, l'ouverture devait être pratiquée au-dessus de la tumeur.

Après l'introduction d'une sonde, on incise alors l'œsophage au-dessus et tout près de la tumeur, et l'on parvient, sans trop de peine, à faire pénétrer par cette ouverture jusqu'au rétrécissement et au delà une canule d'argent longue et mince. On introduit sans difficulté des liquides par le canule, au moyen d'une sonde et d'un entonnoir. Pendant toute la journée du 4, le malade n'éprouve rien que de normal.

A la suite de cela, la soif qui tourmentait le malade se trouve apaisée par l'introduction de petits morceaux de glace dans la canule. Respiration libre, céphalalgie. La simple introduction de liquides par la canule ne réussit pas; en revanche, nous parvenons, à l'aide d'un cathéter élastique, introduit avec la plus grande facilité, à faire pénétrer autant de liquide que nous le voulons, constatation qui nous permet de conclure que la canule n'était pas arrivée jusqu'à la fin du rétrécissement.

Le cathéter, après son introduction, aussi bien que l'air qui ressort par la canule, exhalent une odeur d'une fétidité insupportable. Le pouls est, le soir, de 98 et la température de 38°1. Le plus petit mouvement de déglutition provoque une violente toux d'irritation.

Le 5 janvier, après une nuit et une matinée paisibles, le sujet se sentit très bien; il éprouvait moins de chatouillement quand il avalait. Pouls 84, température 36°6. Vers le soir, il devint subitement anxieux, se plaignit d'avoir la respiration courte et présentait en même temps et d'une manière frappante une inspiration bruyante, pénible, et une voix très éteinte. Une fois, l'introduction de la sonde offrit quelques difficultés, sa pointe ayant buté contre une masse résistante; et, quand on la retira, ses yeux étaient pleins de débris d'un tissu qui exhalait une mauvaise odeur. Le malade prit le matin un litre de lait et, pendant la journée, plusieurs fois du bouillon avec œuf et en outre du vin. Le soir, il prit encore un litre de lait.

La nuit du 5 au 6 fut tranquille grâce à l'administration de 3 centigrammes de morphine. A onze heures et à trois heures on donna au malade un lait de poule et, chaque fois, il se rendormit ensuite. Le 5 au soir, température 39°3 et le 6, au matin, 38°1. Ce même matin, le sujet avait encore bonne mine. Point de douleur; la voix est plus claire. La plaie suppure un peu et la canule exhale continuellement une odeur fétide très forte. Vers midi, la respiration est de nouveau pénible. Il existe de la dyspnée accompagnée d'un bruit inspiratoire élevé, sonore, et ronflant; en même temps, la voix est monotone, profonde et rauque. Malheureusement les recherches laryngoscopiques sont sans résultat, car la douleur qu'elles provoquent les fait suspendre à peine commencées. Le soir à cinq heures, température 39°7 et à sept heures 40°5.

Le 7 au matin on rencontre de nouveau des difficultés pour introduire le cathéter par la canule qui a été fortement tordue par les mouvements de latéralité de la tête. La canule est alors retirée et, par la bouche, on introduit dans l'estomac, sans la moindre difficulté, une sonde pharyngienne de moyenne grosseur; elle permet d'alimenter le malade. Le matin, à neuf heures, température 37°5. Le sujet accuse de l'anxiété et de la douleur dans la région précordiale. Frottement péricardique rude au niveau des gros vaisseaux (à la base). Vers le soir, respiration stertoreuse et cependant le malade éprouve un sentiment subjectif de bien-être.

Le soir, à cinq heures, température 38°6. Après que le patient eût été nourri encore une fois vers onze heures et se fût senti très bien, il devint comateux vers une heure. Le pouls et la respiration se ralentirent et la mort survint vers deux heures du matin, sans apparition de nouveaux phénomènes.

Autopsie trente heures après la mort.

Les organes du cou et de la poitrine sont extraits en masse puis l'œsophage est ouvert par derrière.

Ce qui va suivre constitue les résultats les plus importants de l'examen nécroscopique :

L'ouverture faite à l'œsophage a un diamètre d'environ un centimètre. Elle se trouve de côté et immédiatement au-dessus de l'anneau constitué par la tumeur qui s'étend de ce point jusqu'à sept centimètres plus bas. Dans cette étendue, en effet, l'œsophage est détruit et pénétré dans toute son épaisseur par une masse tumorale, coriace sur certains points, plus molle sur d'autres. On ne trouve plus vestige de la muqueuse. A sa place, des détritus de tissu gangréné et du pus bien lié, jaune-verdâtre. Trois centimètres au-dessous de la limite supérieure de la masse carcinomateuse, du côté gauche, existe une fausse route qui traverse la tumeur dans toute son épaisseur et qui arrive pour s'y terminer en cœcum, après un trajet de trois centimètres environ, dans le tissu cellulaire situé entre l'œsophage et la trachée. Celui-ci est imprégné d'un liquide d'aspect analogue à du purin.

La tumeur, qui se termine en haut par un bourrelet, est aussi limitée à la partie inférieure par un bourrelet de formation plus récente. Celui-ci faisait saillie dans la lumière de l'œsophage; il était formé de nodules de tumeur de la grosseur d'une noisette et dont la coupe, à l'inverse de la masse tumorale à demi réduite en détritus, montrait une couleur blanc-rougeâtre et une structure comme médullaire. Au-dessous de cet anneau on ne rencontrait plus dans la paroi de l'œsophage qu'un petit nodule cancéreux gros comme un pois.

Le lobe droit de la thyroïde était extrêmement dur; d'un côté il était fusionné avec la masse de la tumeur, de l'autre avec l'œsophage; il était lui-même en grande partie transformé en une masse tumorale coriace, d'un blanc tendineux. Les deux nerfs récurrents se perdent dans la masse tumorale, de telle sorte que le gauche y pénètre déjà assez bas et s'y perd complètement, tandis que le droit ne pénètre qu'au niveau du cartilage cricoïde dans l'anneau cancéreux de l'œsophage et ne peut être suivi plus loin.

L'imprégnation du tissu cellulaire par le liquide analogue à du purin s'étend de la plaie opératoire et du cœcum de la fausse route mentionnée plus haut jusqu'au médiastin antérieur et au péricarde. Dans le péricarde, environ un verre de pus séreux. Sur ses deux feuillets, fausses membranes fraîches disposées en réseaux; les vaisseaux sont gorgés de sang, et on trouve des granulations d'un blanc rougeâtre et de la grosseur de grains de poudre.

La muqueuse stomacale, le long de la petite courbure, est criblée d'érosions hémorrhagiques. L'entrée du larynx est complètement libre; la corde vocale gauche paraît, encore sur le cadavre, plus mince que la droite. Sur la muqueuse de la base de la langue, nombreux nodules cancéreux gros comme des têtes d'épingles.

Les autres organes ne présentent rien d'important.

OBSERVATION IX.

Kappeler, *Loco citato*, p. 384.

Jean F..., homme de peine, âgé de soixante-cinq ans, fut reçu à l'hôpital le 14 mai 1876.

Le père du malade est mort d'une hernie inguinale étranglée; sa mère d'une maladie dont la nature reste inconnue pour nous. Le patient lui-même a joui toute sa vie d'une santé parfaite. Il a toujours beaucoup travaillé, mais, en somme, il a vécu dans de bonnes conditions. Les soucis pour sa nourriture lui ont été inconnus. Ses souffrances actuelles datent de trois ans et trois mois. C'est, en effet, en l'année 1873 que, à dîner, un morceau d'os est resté arrêté dans son gosier et l'a menacé, au dire du médecin, de mort par étouffement. Ce n'est qu'après un temps très appréciable, que le corps pointu recommença à descendre pour être expulsé plus tard par le rectum. Le patient ne peut donner aucun détail sur sa forme ni sa grandeur; en revanche, il indique d'une façon expresse et exacte le milieu du sternum comme la hauteur à laquelle l'os est resté arrêté. Malgré cette malencontreuse alerte, le patient continua son repas sans éprouver la plus petite sensation désagréable en avalant des aliments solides. Ce n'est qu'une quinzaine de jours plus tard qu'il se développa, d'après son assertion, à la place où le fragment d'os s'était passagèrement arrêté, une certaine sensibilité douloureuse pendant la déglutition. Le patient éprouvait une sensation de blessure à cet endroit; la déglutition de bouchées solides, volumineuses et même de substances réduites en bouillie lui devint impossible et cependant on n'arrive pas à tirer au clair s'il fallait attribuer cette impossibilité à la douleur ou à un obstacle mécanique. Le malade, qui est intelligent, penche pour la première manière de voir. Quatre semaines environ après avoir avalé l'os, il aurait, de temps à autre, craché des traces de sang. Au bout de six mois, durant lesquels le malade s'était nourri exclusivement de lait et d'eau sucrée, la sensation de blessure au cou avait complètement disparu. Le patient avait recouvré la faculté d'avaler des aliments solides ramollis ou en bouillie, comme des saucisses, du pain détrempé, mais non des aliments tout à fait solides et durs. La douleur pendant la déglutition avait disparu. Jusqu'à il y a trois semaines, l'état du malade demeura à peu près le même. Celui-ci se nourrissait de lait, de bouillon, d'œufs et de vin. Si ce dernier était âpre, le patient éprouvait un chatouillement au cou. Tantôt la nutrition était en souffrance, tantôt elle se relevait rapidement; c'est ainsi que le patient, il y a environ six mois, aurait encore été bien portant; il avait l'apparence de la vigueur et il se sentait très bien. Pendant les dernières semaines encore, il faisait plusieurs lieues à pied. Mais, dans ces derniers temps, l'affection fit de rapides progrès. Depuis huit jours, le patient ne réussit à faire pénétrer que de très petites quantités de liquide; depuis cinq jours le chemin est absolument barré, même à ces derniers. Il en est résulté très naturellement un dépérissement et un amaigrissement rapides. Il faut ajouter que, depuis cinq semaines, la voix est quelque peu altérée et que le malade parle avec plus de difficulté que d'ordinaire.

Le 14 mai, le patient n'a pas l'aspect cachectique mais il a extraordinairement maigri. La couleur de sa face, qui est d'un brun jaunâtre, et sa peau sèche sont celles d'un malade atteint de pleurésie qui aurait suivi pendant un temps assez long le traitement par la soif. Le regard est éteint, la langue humide. Le patient renâcle beaucoup, vraisemblablement parce que le mucus buccal et nasal stagne à l'entrée du larynx. Il expectore beaucoup de mucosités. La voix est creuse et altérée. Hier, il a réussi avec beaucoup de peine et de temps à faire descendre deux cuillerées à café d'eau ; mais actuellement il lui est impossible d'avaler même la plus légère quantité de liquide. La glace introduite dans la bouche est recrachée sous forme liquide et, après les vaines tentatives de déglutition, il se produit des mouvements de vomissement et de la toux. La muqueuse du voile du palais et de la partie postérieure du pharynx est légèrement rougie. Interrogé sur le point où siège la sténose, le malade indique l'ouverture supérieure du thorax ; pourtant, comme tous les sujets atteints de maladie de l'œsophage, il n'est pas capable de localiser exactement ce siège. Derrière le sillon du corps tyroïde on peut entourer avec les doigts le larynx en totalité et l'on sent derrière lui le tube œsophagien. On arrive à pénétrer avec le doigt porté dans la cavité buccale jusqu'à une profondeur de dix-sept centimètres, c'est-à-dire jusqu'à l'entrée du larynx, sans rencontrer quoique ce soit de pathologique, tandis que les sondes œsophagiennes rencontrent, à dix-huit ou vingt centimètres au delà de l'ouverture buccale, une résistance d'une dureté élastique et que l'on ne peut d'ailleurs dépasser. Du reste, les bougies même les plus fines n'arrivent pas au delà de cet endroit, malgré des manœuvres répétées, longtemps continuées et extrêmement prudentes.

La corde vocale gauche paraît plus étroite que la droite ; elle est d'un gris rougeâtre, sale ; elle reste presque complètement immobile dans l'émission de la voix et ne prend pas part davantage aux mouvements respiratoires. Malgré des lavements alimentaires (viande et pancréas, vin, œufs), le malade baisse avec une rapidité effrayante du 14 au 18 et, pour le sauver de la mort par la faim, je me décide, le 18, à pratiquer l'œsophagotomie dans le dessein, si c'est possible, d'éliminer le carcinome ou au moins de rétablir la communication avec l'estomac.

Le 18, à dix heures du matin, le patient est narcotisé. La maigreur du cou permet au chirurgien de se diriger facilement.

Une incision cutanée, longue de trois pouces, le long du bord antérieur du sterno-cléido-mastoïdien droit, ouvre la voie vers les parties profondes. Le ventre du sterno-cléido-mastoïdien d'un côté, la glande thyroïde de l'autre sont écartés avec des crochets mousses. Une assez grosse veine qui croise le champ d'opération est liée en deux points et coupée et, presque aussitôt après, on voit le conduit musculeux de l'œsophage situé derrière la trachée ; en dehors, la carotide droite bat immédiatement sous le crochet mousse. Si l'on suit l'œsophage vers la partie inférieure, on découvre qu'il va se perdre dans une tumeur mollement élastique, globuleuse, qui dépasse vers le bas d'environ deux centimètres l'ouverture du thorax. Après avoir été examinée de plus près et avoir été séparée de l'appareil ligamenteux de la colonne vertébrale, cette tumeur paraît solidement adhérente de côté à la glande thyroïde et en avant à la trachée. De nouveau, il ne nous était pas possible de songer à une résection ou à la création d'une ouverture au-dessous de la sténose. C'est pourquoi l'œsophage est incisé au-dessus de la tumeur et l'on essaye d'abord infructueusement de traverser le rétrécissement avec des sondes de différents calibres et de diverses matières. Ce n'est que par l'examen à l'aide du petit doigt que j'arrive derrière un nœud de tumeur fortement proéminent et remplissant presque complètement la lumière du canal. Je passe avec le petit doigt entre cette tumeur et la partie postérieure de l'œsophage qui me semble assez intacte. Bientôt je réussis à pousser une sonde élastique de grosseur moyenne jusque dans l'estomac. Grand épuisement immédiat après l'opération. On verse du vin au malade.

Le soir du jour de l'opération, la température du corps était de 35°8, le pouls à 100. Dans le courant de la journée, le malade fut largement abreuvé de bouillon de viande avec de l'œuf et un peu de vin. Tandis que, le matin, il se sentait encore très misérable et abattu, il s'était visiblement relevé ; le pouls était devenu plus fort, les pupilles réagissaient mieux. On continua naturellement pendant la nuit du 18 au 19 la nourriture artificielle.

Le 19 mai au matin, température 35°6, pouls 108. L'aspect du malade est normal ; ses sensations subjectives aussi. Son aspect est moins momifié qu'auparavant, la langue est humide. Il est tant soit peu excité. Dans la fosse sus-claviculaire droite, la peau est rougie sur l'étendue d'une pièce de cinq francs. La sonde qui se bouchait souvent devait chaque fois être rendue de nouveau perméable à l'aide du mandrin. Vers le soir, la tuméfaction et la rougeur de la fosse sus-claviculaire droite augmentèrent notablement et il y existait une grande sensibilité à la pression. Pouls 116, température 38,7.

Délire tranquille, les yeux ouverts. Jusqu'à trois heures et demie du matin (le 20), le patient fut assez tranquille sans jouir, cependant, d'un sommeil durable. Il répondait toujours avec promptitude aux questions qui lui étaient posées. A quatre heures, commença une respiration bruyante et particulière. L'inspiration était accompagnée d'un bruit de K élevé et rude, tandis que l'expiration était absolument silencieuse. A cinq heures du matin, on ne sentait plus le pouls radial. L'action du cœur était irrégulière et fortement accélérée. Appelé à très haute voix et par son nom, le malade ouvrait les yeux et regardait du côté de celui qui lui parlait. Après avoir pris du musc, il se releva passagèrement, retomba ensuite dans un coma profond et mourut à six heures du matin.

Autopsie trente heures après la mort.

Ici encore la totalité des viscères du cou et de la poitrine sont extraits en masse avec l'estomac et le foie. Après avoir coupé alors l'œsophage par derrière et la trachée par devant, il devint évident que l'ouverture pratiquée par le chirurgien à l'œsophage se trouvait de côté à la hauteur du cartilage cricoïde et était, de même que les parties environnantes, recouvertes d'un liquide ressemblant à du cambouis.

Cette imbibition passait latéralement sous le sterno-mastoïdien, remontait vers la partie supérieure le long de la gaîne de la carotide et descendait, en bas, jusqu'à la sous-clavière. Le médiastin antérieur était très œdémateux, mais ne contenait pas de collection purulente. Le postérieur, lui aussi, était libre de toute infiltration. Immédiatement au-dessous de l'ouverture faite à l'œsophage se trouvait un nœud de tumeur, gros comme une noisette qui, partant de la partie postérieure, s'étendait vers la lumière du conduit et le bouchait à la réserve du canal qui livrait passage à la sonde œsophagienne. Toute la partie de l'œsophage s'étendant du cartilage cricoïde à six centimètres au-dessous était occupée par un nœud de tumeur mesurant, presque dans tous ses diamètres, de deux à trois centimètres d'épaisseur. La coupe de cette masse était d'un blanc jaunâtre et d'une consistance coriace. Sa surface de section laissait écouler une bouillie crémeuse. Cette masse de tumeur occupe aussi la paroi trachéale postérieure dans toute son épaisseur, et là elle a pénétré sous la muqueuse, la faisant proéminer de deux à quatre millimètres. On reconnaissait distinctement, à travers la muqueuse injectée, la structure finement grumeleuse de la tumeur. La glande thyroïde était soudée à la masse mais n'était pas envahie par elle. Le nerf récurrent droit, enseveli entièrement entre le lobe droit de la glande thyroïde et la tumeur, était, par places, soudé à cette dernière et l'examen microscopique y montrait seulement de l'épaississement du névrilème, mais aucune compression ou altération des cellules nerveuses; en revanche, le récurrent gauche était tout à fait entouré par la tumeur à son point de courbure et s'y perdait complètement sur une certaine étendue, de sorte que la destruction d'une partie de ses éléments était complètement hors de doute.

Dans les deux poumons encore on voit manifestement un petit nombre de noyaux cancéreux, de la grosseur d'un pois à celle d'une noisette. Dans le foie, un nodule unique, gros comme une fève, est situé immédiatement sous le revêtement péritonéal. On ne trouve pas autre chose

2

d'anormal si ce n'est le ratatinement des lobes antérieurs du cerveau et de la substance corticale des deux reins ainsi qu'une légère pigmentation de la muqueuse stomacale. Dans l'intestin grêle existent des masses stercorales en bouillie, dans le rectum, des cybales molles.

Les recherches microscopiques démontrent que, dans le premier cas, la néoformation dérive de l'épithélium de la muqueuse, présente un caractère plus diffus et infiltre à peu près également la totalité de la coupe de l'œsophage; tandis que, dans le second, les glandes mucipares en forment le point de départ, le carcinome ayant d'ailleurs une structure alvéolaire très nette et laissant intacte en partie la tunique musculeuse.

CHAPITRE III

Discussion des indications.

Il s'agit maintenant pour nous de grouper les faits que nous venons de relater, de les rapprocher et de les comparer afin de rechercher quelles sont les véritables indications de l'œsophagotomie externe dans les rétrécissements de l'œsophage Sans doute, disons-le tout d'abord, ce travail n'est pas facile; les faits ne sont pas encore très nombreux, dans quelques-uns la nature du rétrécissement est demeurée cachée. Mais enfin nous en possédons douze : c'est une donnée et un point d'appui pour des conclusions.

A ne juger que le résultat brutal des œsophagotomies externes pratiquées contre les retrécissements, celui-ci paraît peu encourageant. Mais ce n'est point ainsi qu'on doit juger la question. Qu'on ne perde pas de vue que très souvent le chirurgien n'a demandé à l'opération qu'un pallliatif. Qu'on songe aussi qu'avant que soient posées les indications d'une méthode chirurgicale, on l'applique un peu indistinctement à tous les cas. C'est ce qui a été fait pour l'œsophagotomie externe. Si, dès lors, le résultat est défavorable, ne doit-on pas, au lieu de rejeter d'emblée l'opération proposée, se servir au contraire de ces insuccès pour déterminer les contre-indications et les règles? Voilà ce que nous allons présentement essayer.

1° Œsophagotomie au-dessous du rétrécissement.

Cinq fois l'œsophagotomie externe a été faite au-dessous du rétrécissement. On ne lui demandait naturellement que de pallier les accidents d'inanition et de retarder la mort.

Sur les cinq rétrécisssements ainsi traités, quatre étaient manifestement cancéreux (Tarenget, Monod, Willett, Poinsot). La nature de la stricture nous est inconnue dans le cas de Menzel, mais tout nous porte à croire qu'il s'agissait d'un cancer; l'opération en effet était uniquement palliative.

Or, que voyons-nous? Sur ces cinq cas dans lesquels les malades étaient voués à une mort certaine et imminente par inanition, l'opération a procuré trois fois une survie notable (Tarenget, seize mois; Monod, trois mois; Willet, dix-huit jours), encore, dans le cas de Willett, la survie eût-elle été sûrement beaucoup plus longue si la malade ne s'était absolument refusée à laisser continuer l'alimentation, car tout marchait à souhait.

Dans deux cas, au contraire (Menzel et Poinsot), l'opération n'a pas rendu de services. Je me sers à dessein de cette expression car les malades, alors même qu'on ne fût pas intervenu, seraient très rapidement morts de faim. Dans le cas de Menzel, le sujet est mort un jour après l'opération; dans le cas de Poinsot, le patient ne survécut que deux jours, mais on doit y tenir compte des conditions déplorables dans lesquelles on dut opérer (amaigrissement extrême, fièvre continue, hallucinations, etc.).

De cette statistique se détache un premier enseignement : l'œsophagotomie externe a rendu des services sérieux comme palliatif et ses succès sont plus nombreux que ses revers contre les rétrécissements organiques infranchissables ou qui résistent à la dilatation.

D'ailleurs, quand on ne lui demande pas autre chose, quand on se trouve en présence d'une de ces strictures dans le tissu desquels on ne doit jamais porter le fer et qui sont de vrais *noli me tangere*, que pourrait-on faire? Pratiquera-t-on la *section externe au niveau du rétrécissement*, ou l'*œsophagotomie interne* quand celui-ci ne sera pas complètement imperméable? Nous montrerons que ce seraient des tentatives désastreuses et que nous ne signalons que pour les écarter tout d'abord.

Pratiquera-t-on l'*œsophagotomie externe au-dessus de la sténose?* Comme nous l'établirons plus loin, cette manœuvre ne trouverait pas sa raison d'être dans les rétrécissements organiques qui, se laissant franchir par la sonde, résistent à la dilatation. S'il est, en effet, établi que la sonde peut les dépasser, la résistance à la dilatation tient donc uniquement au rétrécissement et non point à la manière défectueuse dont est pratiquée celle-ci; pourquoi donc chercher dans l'œsophagotomie externe faite au-dessus un accès plus facile au cathéter? S'il s'agit, au contraire, d'un rétrécissement infranchissable à la sonde passée par la bouche ou les fosses nasales, on pourrait être tenté d'inciser l'œsophage au-dessus de la stricture et de chercher ainsi à faire pénétrer le cathéter à travers le rétrécissement. Nous aurons tout à l'heure à nous occuper plus longuement des tentatives faites dans ce but, mais disons dès maintenant que Kappeler a opéré une fois dans ces conditions, il est parvenu à franchir le rétrécissement mais le malade est mort deux jours après. Ce ne serait pas, à mon sens, une raison suffisante pour condamner absolument cette tentative, mais serrons la question de plus près :

Mettons les choses au mieux : Voici un malade dont le rétrécissement organique ne pouvait être franchi. On a incisé l'œsophage au-dessus et, grâce à cet artifice, on est parvenu à faire pénétrer la sonde. Croit-on que l'on va obtenir une dilatation profitable. Si le rétrécissement a été si difficile à franchir, c'est que, dans la très grande majorité des cas, le cancer est très avancé. Or le rétrécissement va bientôt se reformer, qu'on en soit sûr, par suite des progrès du cancer qu'aiguillonne le cathétérisme. Et alors, quand la sonde passée par la plaie ne pourra plus elle-même le franchir, on se verra dans la nécessité d'inciser au-dessous du rétrécissement pour introduire les aliments dans l'estomac et la première opération sera devenue inutile quand elle n'aura pas été nuisible en exposant le rétrécissement organique aux manœuvres du cathétérisme à tout prix.

Nous pensons donc que, dans les cas de rétrécissements cancéreux infranchissables, on devra d'emblée œsophagotomiser au-dessous plutôt qu'au-dessus puisqu'il faudrait tôt ou tard, selon toutes probabilités, en venir à l'incision au-dessous, à l'opération palliative.

Pratiquera-t-on la *gastrostomie* de préférence à celle-ci? Cette opération, qui a fait l'objet d'un excellent travail de M. H. Petit, est trop à l'ordre du jour pour que nous ne discutions pas son parallèle avec l'œsophagotomie externe.

Sur les trente-deux cas que cite M. Petit, dix-sept malades sont morts en moins de trois jours (c'est déjà la moitié), dix en moins de quatorze jours. On ne trouve que quatre survies sérieuses (Lanelongue, vingt-six jours; Sydney Jones, quarante jours; Schœnborn, trois mois; Studsgaart, six mois). Cette statistique vaut-elle la nôtre? Sur cinq cas j'ai trois survies sérieuses; sur trente-deux cas M. Petit n'en a que quatre, encore sont-elles moins longues en moyenne. Et j'ai fait la part belle à la gastrostomie. J'ai pris ses trente-deux cas, c'est-à-dire, dans le nombre, ceux qui se prêtent le plus à l'opération, tandis que je me suis contenté de leur opposer des rétrécissements cancéreux, les moins favorables

Loin de moi la pensée de décrier la gastrostomie. Je lui ai vu donner un trop beau succès opératoire entre les mains de mon maître, M. Lanelongue, pour ne pas proclamer qu'on devra y avoir recours lors de rétrécissements organiques occupant la portion thoracique. Mais pour ceux de la portion cervicale, chaque fois qu'on pourra œsophagotomiser au-dessous, on devra préférer cette opération à la gastrostomie; les statistiques le prouvent. D'ailleurs la gastrostomie est peut-être plus difficile à pratiquer que l'œsophagotomie. Dans plusieurs cas on a eu de grandes peines à découvrir l'estomac et Maunder incisa le côlon. Les contre-indications en sont aussi plus nombreuses et que dirions-nous donc des complications!

Dans les cas où elle est possible, la majorité des auteurs préfère donc l'œsophagotomie externe à la gastrostomie et c'est également dans ce sens qne conclut mon ami le docteur Lacour dans sa thèse toute récente sur le Cancer de l'Œsophage (Paris, 1880). Mais il est, avant que de pratiquer l'œsophagotomie dans ces conditions, une précaution indispensable à prendre : c'est de s'assurer autant que possible que le rétrécissement organique ne s'enfonce pas sous l'ouverture supérieure du thorax. Il ne serait plus possible d'inciser au-dessous de lui et c'est encore à la gastrostomie qu'il faudrait recourir.

Ira-t-on songer, dans le cas qui nous occupe, à *réséquer l'œsophage?* « Si les expériences faites sur les chiens autorisent cet essai, dit Michel, les résultats chez l'homme ne seront certains qu'après la sanction clinique. »

Nous nous associons complètement à ces sages paroles. Deux fois Kappeler voulut tenter cette opération très hasardée, mais, les téguments incisés, il fut contraint à se contenter de l'œsophagotomie au-dessus du rétrécissement.

Nous résumerons ce qui précède en disant qu'on devra appliquer l'œsophagotomie externe, avec incision portant au-dessous de la stricture, aux rétrécissements cancéreux siégeant à la portion cervicale de l'œsophage. On dirigera la même pratique contre les rétrécissements tuberculeux, comme nous chercherons tout à l'heure à l'établir. Nous pouvons appliquer ici l'idée émise par Follin, et nous conseillerons d'opérer « dès que les rétrécissements ne se laisseront traverser que très difficilement ou avec de vives souffrances exagérant les phénomènes inflammatoires.

2° Œsophagotomie au niveau du rétrécissement.

Deux fois, à notre connaissance, on a porté directement l'incision sur le rétrécissement lui-même. Cette tentative mérite un examen sérieux.

Dans un de ces cas, celui de Podrazki, il s'agissait d'un rétrécissement cancéreux. Il est survenu ce qui était probable, à savoir que, deux jours plus tard, le malade est mort avec les signes de la pyohémie. Nous aurons occasion, à propos de l'œsophagotomie interne, de revenir sur le danger immense de tailler dans un tissu cancéreux ; c'est cette notion qui nous a fait préconiser tout à l'heure l'œsophagatomie externe au-dessous des productions organiques. Nous nous plaisons à reconnaître que, dans ce cas, le chirurgien pensait avoir plutôt affaire à un rétrécissement syphilitique. Son exemple sera instructif pour ceux qui seraient tenter d'inciser un cancer. Mais il n'était pas besoin de cette sanction clinique de prévisions toutes naturelles ; un simple rapprochement permettait d'exclure d'emblée cette tentative.

L'autre fait est dû à Watson. Le malade mourut au bout de trois mois d'accidents dyspnéiques qui nécessitèrent la trachéotomie. Il s'agissait d'un rétrécissement tuberculeux. Nous aurons à signaler plus loin une opération de Maisonneuve qui incisa également, mais par une section interne, un rétrécissement de cette nature. Dans ces deux cas on se proposait la cure du rétrécissement tuberculeux ; or ce résultat ne fut point atteint. Il est vrai que la mort des deux malades n'est pas imputable à l'opération et que la survie dans le cas de Watson fut assez longue.

En dépit du danger bien connu de la lésion du tubercule, ces deux faits pourraient, dans une certaine mesure, plaider en faveur de l'action directe. On arguerait que l'opération est innocente de la mort des malades.

Mais peut-on tenter raisonnablement la cure du rétrécissement tuberculeux ? Quand elle amène la stricture, c'est que la production tuberculeuse, comme la cancéreuse d'ailleurs, est déjà très avancée : à ce moment, elle s'accompagne d'ulcérations vastes et il est très peu probable que le tubercule n'ait pas envahi d'autres organes ; ce sera donc le cas de songer seulement à une opération palliative. A coup sûr, les faits ne sont pas assez nombreux pour permettre une conclusion définitive, mais je serais bien étonné que ceux que l'on pourra peut-être rencontrer par la suite me donnassent tort. Il est donc au moins rationnel de ne pas s'attaquer directement aux rétrécissements tuberculeux ; d'ailleurs, si cette action directe était admise, c'est à l'œsophagotomie interne et non à l'externe qu'on aurait à s'adresser dans le cas de coarctations encore franchissables.

Les reproches adressés à l'œsophagotomie externe pratiquée au niveau du rétrécissement, lorsque celui-ci est de nature organique, tomberont d'eux-mêmes s'il s'agit de rétrécissements de nature bénigne.

Quoiqu'on n'ait jamais opéré dans ces conditions, il n'est pas moins certain que ce sont elles qui fourniraient les plus grandes chances de succès. C'est ce qui faisait dire à Terrier : « La section directe du rétrécissement est tout à fait exceptionnelle jusqu'ici, mais rien ne prouve que ce soit une mauvaise opération. » Mais lorsque le rétrécissement fibreux est encore franchissable, nous avons à notre service un moyen préférable, l'œsophagotomie interne, comme nous aurons à l'établir plus loin.

Que reste-t-il donc à l'actif de l'œsophagotomie externe pratiquée au niveau du rétrécissement ? Presque rien. Dans les cas de rétrécissements organiques nous la rejetons. Dans les rétrécissements franchissables de nature bénigne nous lui préférons l'œsophagotomie interne. Nous réserverions donc l'opération aux seuls rétrécissements infranchissables et bénins de la région cervicale ; or, on les rencontrera rarement, car, dans l'immense majorité des cas, le chirurgien pourra intervenir par l'œsophagotomie interne avant d'avoir laissé l'imperméabilité s'installer. Encore, dans ces conditions, voudrions-nous exécuter à dessein ce que fit Watson par hasard : nous ouvririons immédiatement au-dessus du rétrécissement, nous tenterions de l'enfiler avec la sonde et c'est seulement dans le cas où nous ne pourrions y parvenir ou que la dilatation resterait sans effet que nous l'inciserions directement en prolongeant par en bas la section première.

3° Œsophagotomie au-dessus du rétrécissement.

Cinq fois l'œsophagotomie externe a été pratiquée au-dessus du rétrécissement (de Lavacherie, Richet, Bruns, Kappeler (deux)). Dans deux de ces cas (Kappeler), il s'agissait de cancers ; dans deux autres (de Lavacherie, Bruns), le diagnostic n'était pas posé. De Lavacherie ne put faire l'autopsie de son malade, mais il assure que l'affection n'était pas de nature maligne, et Bruns trouva un vaste abcès gangreneux en ceinture, ulcération étendue du sommet des aryténoïdes jusqu'au-dessous du niveau du cricoïde. Le fait de Richet nous est presque inconnu, mais il est peu probable cependant qu'il ait eu affaire à un rétrécissement organique.

Nous diviserons, pour tâcher d'en tirer quelques enseignements pratiques, ces observations en deux parts : nous nous occuperons d'abord de celles de Lavacherie, Richet et Bruns, et ensuite des deux rétrécissements cancéreux de Kappeler.

Les trois premiers chirurgiens se trouvaient en face de rétrécissements infranchissables. Celui qu'eut à traiter Richet siégeait au niveau du corps de la deuxième dorsale. Grâce à son opération, cet auteur arrivait à passer d'abord un gros stylet boutonné, puis une sonde œsophagienne.

C'est à la hauteur du cricoïde que Bruns rencontra l'obstruction. Par l'incision du conduit au-dessus et après la dissection et la séparation du lobe tuméfié de la thyroïde, on peut franchir le rétrécissement avec une sonde de 5 mill. de diamètre; la dilatation réussit mais, un mois après, le malade meurt d'accidents laryngés. Ceux-ci, nous l'avons vu, ne sont nullement attribuables à l'opération elle-même.

Le rétrécissement que de Lavacherie fut appelé à soigner siégeait au bord supérieur du sternum. L'opération permit d'enlever la canule placée auparavant à demeure et qu'on n'avait pu extraire, et le cathétérisme fut pratiqué avec une sonde laissée en place. Quand on remplaça celle-ci par une autre de plus fort calibre, des accidents de suffocation se produisirent; on enleva la sonde; rien ne passa plus dans l'estomac et le malade mourut le quinzième jour.

Il est incontestable que, dans ces cas, l'opération a rendu de réels services. Grâce à elle on a pu traverser des rétrécissements infranchissables et prolonger notablement la vie des sujets. Mais, dans les deux seuls faits dont nous connaissons les suites, on n'a obtenu qu'un palliatif. Est-ce la faute de l'opération ? Bruns laissa à demeure dans la stricture des bouchons d'ivoire qui ne sont peut-être pas étrangers aux accidents laryngés ; ceux-ci, d'ailleurs, sont également imputables à la propagation de la lésion à la face postérieure du larynx, extension dans laquelle les bouchons d'ivoire ont bien pu jouer un grand rôle.

De Lavacherie laisse aussi également à demeure pendant quatre jours une sonde œsophagienne Quand on l'enlève et qu'on la remplace par une autre plus volumineuse, survient de la suffocation qui force à retirer celle-ci et alors rien ne passe plus dans l'estomac.

Dans le fait de Bruns, on ne peut incriminer l'opération elle-même.

Dans celui de Lavacherie, le seul résultat atteint fut la possibilité de passer la première sonde : la tentative de dilatation consécutive échoue et nuit.

Que conclure de ces trois faits? Dans des cas analogues devra-t-on recourir à l'incision au-dessus du rétrécissement? Cette opération mérite-t-elle de passer définitivement dans la pratique?

Les auteurs qui ont écrit sur la question se bornent à dire que, par le cou, la manœuvre des instruments est plus facile, qu'on évite la suffocation, que le chirurgien voit mieux ce qu'il fait, mais aucun ne pose nettement les indications de l'incision au-dessus. A coup sûr, les faits ne sont pas encore assez nombreux pour permettre un jugement définitif, mais je crois qu'en s'aidant de tout ce qui nous est acquis on peut au moins avancer quelques propositions.

A. Prenons d'abord *les rétrécissements infranchissables.*

1° Lorsque celui-ci est *de nature bénigne, s'il est situé au cou,* j'ai déjà dit quelle conduite je crois la plus sûre. Se basant sur les résultats de Richet, Bruns et de Lavacherie, on devra chercher à franchir le rétrécissement par une section faite au-dessus de lui. Mais cette section soit œsophagienne, soit pharyngienne, suivant la hauteur où siège la stricture, sera pratiquée aussi près que possible de cette dernière. Si la sonde introduite par la plaie ne parvenait à franchir le rétrécissement, on n'aurait qu'à prolonger l'incision pour sectionner l'obstacle.

2° Si, *toujours situé au cou, le rétrécissement infranchissable est de nature maligne,* doit-on inciser au-dessus de lui? Qu'espérer en agissant ainsi? Arriver à le traverser? C'est hypothétique. En admettant qu'on y réussisse, la dilatation consécutive est une chimère. La perméabilité ne se maintiendra même pas et l'on n'aura fait qu'exposer le malade aux accidents locaux, avec retentissement général, d'un cathétérisme très difficile et par conséquent dangereux. Il ne faut pas d'ailleurs songer à appliquer à ces cas un traitement curatif. Deux fois Kappeler a œsophagotomisé au-dessus de rétrécissements cancéreux ; on sait quelles en furent les suites.

Voyons maintenant quelle est la conduite à tenir contre *les rétrécissements infranchissables de la portion thoracique ou qui, placés au cou, s'enfonceraient et se prolongeraient dans le thorax.*

3° *Que faire s'ils sont de nature bénigne?* C'est ici que l'incision de l'œsophage au-dessus d'eux aura les plus grandes chances d'être utile. Les observations que nous venons de rapporter sont très encourageantes, mais on doit profiter des enseignements qui s'en détachent. Si, grâce à l'opération, on a pu franchir le rétrécissement, on ne devra pas laisser la sonde à demeure, ne pas brusquer la dilatation, ne pas abandonner le cathétérisme comme le fit de Lavacherie.

Sans doute, dans ces cas de rétrécissements bénins infranchissables de la portion thoracique, on n'est pas sûr de les franchir par la plaie faite au cou. On ne possèdera jamais cette certitude ; pas plus à la portion cervicale qu'ici. Mais cette tentative a réussi assez souvent pour autoriser à la renouveler. Si elle réusssit, c'est un traitement véritable et curatif qu'elle pourra permettre par la suite. En effet, le rétrécissement franchi, l'espoir de sa dilatation consécutive est bien permis. Celle-ci échouerait-elle, ne pourra-t-on alors par la plaie du cou introduire l'œsophagotome. C'est Terrier qui émit l'idée d'associer l'œsophagotomie interne à l'externe et ici cette association nous paraît parfaitement justifiée.

Nous avons discuté les indications de l'ouverture extérieure de l'œsophage au-dessus des rétrécissements infranchissables.

B. Devra-t-on inciser au-desus de ceux qui se laissent franchir?

Follin le premier et d'autres après lui ont pensé qu'on pourrait agir ainsi dans le cas où le rétrécissement « ne se laisse traverse » que très difficilement ou avec de vives souffrances qui exagèrent » les phénomènes inflammatoires. »

Avant de discuter cette proposition, reprenons notre division capitale, au point de vue pratique, entre les strictures de nature bénigne et celles de nature maligne.

Quand on a affaire à *une stricture de nature bénigne encore franchissable,* mettra-t-on en pratique les conseils de Follin? Lorsqu'il les donnait, l'œsophatogonie interne, cette précieuse conquête, n'était pas née. Précisément, nous aurons plus loin à l'établir, ces cas sont de son ressort.

Loin de moi l'intention de contester que l'idée de Follin fût ingénieuse et excellente; elle constituait un progrès réel. Appliquée, elle donnerait sans doute des résultats favorables. Mais quoique le moyen proposé par Follin soit bon, il en est un meilleur, l'œsophatogonie interne et c'est à elle qu'on devra recourir.

Si enfin le *rétrécissement franchissable est de nature maligne,* ouvrira-t-on l'œsophage au-dessus de lui. Nous ne connaissons qu'un fait où cette opération ait été pratiquée dans ces conditions, c'est celui relaté dans la première observation de Kappeler. Le malade est mort quatre jours après.

Il est bien certain qu'il ne peut être question d'agir tant que le rétrécissement admet facilement la sonde. Mais quand celle-ci arrive à ne plus passer que très difficilement ou en provoquant des accidents, la détermination la plus sage sera d'avoir recours à l'opération purement palliative, c'est-à-dire, selon les cas, l'incision au-dessous ou la gastrostomie. Nous avons déjà suffisamment expliqué les raisons qui nous font préférer l'opération palliative.

CHAPITRE IV

Manuel opératoire, soins consécutifs, etc.

Nous serons assez bref sur le manuel opératoire de l'œsophagotomie externe. Il a fait l'objet d'un chapitre développé du travail de M. Terrier où sont indiquées aussi les phases par lesquelles il a passé. M. Duplay a également produit sur la question une excellente étude (*Archiv. gén. de Méd.*, 1871, vol. I, p. 193). Mais nous aurons à insister sur la conduite à tenir, selon les cas, quand l'œsophage est ouvert.

Bien des méthodes ont été proposées pour pratiquer l'œsophagotomie. Sans en faire l'historique nous dirons quelques mots des principales. Les unes ont été employées, les autres sont demeurées à l'état de théories.

Quelques auteurs, ceux surtout qui ont traité la question les premiers, conseillaient l'incision des téguments sur la ligne médiane (Guattani, Van Gescher, Nélaton). Guattani (1747) cherchait à arriver sur l'œsophage en contournant la trachée et en se dirigeant vers la gauche. Nélaton voulait qu'on divisât l'isthme du corps thyroïde, qu'on décollât son lobe gauche et, dans le fond de ce décollement, devait apparaître le conduit.

L'incision des téguments sur la ligne médiane avait pour but d'éviter la lésion des gros vaisseaux du cou.

On peut parfaitement les épargner avec l'incision latérale qui donne un accès bien plus commode sur l'œsophage. Avec Vacca et surtout Bégin cette incision latérale seule est adoptée et c'est sur le côté gauche qu'elle doit être faite. Ce dernier choix est parfaitement légitimé par la saillie de l'œsophage à gauche dans la région cervicale.

Nous ne mentionnerons que pour mémoire l'instrument dangereux du frère Côme, la sonde à dard, préconisée par Giraud et qui perforait l'œsophage de dedans en dehors.

Vacca Berlinghieri, dès 1793, met en lumière la facilité plus grande que trouverait l'opérateur à faire saillir la paroi œsophagienne, c'est-à-dire à se servir d'un conducteur. Dans ce but, il proposa en 1820 son instrument, l'Ectopœsophage, qui ne fut employé que trois fois, la première par Inzani qui ne put l'introduire, la seconde par Richet, la troisième par Podrazki. Nous ne voyons pas de motifs capables de faire préférer cet instrument à un cathéter résistant et courbe. Mais l'idée du conducteur était excellente et, mise en pratique le plus souvent depuis, a rendu de réels services.

Étant admise la supériorité de l'incision des téguments latérale et à gauche, les auteurs varient encore sur certains points. Vacca voulait qu'on sectionnât sur le bord interne de la trachée et du larynx. Bégin reporte l'incision plus en dehors, dans le sillon qui sépare le muscle sterno-mastoïdien gauche de la trachée et parallèlement à ce conduit. Richerand allant encore plus en dehors conseille l'incision sur le bord interne du sterno-mastoïdien et Demarquay le premier la pratiqua selon ces indications. Il n'y a pas de raison pour qu'on adopte plutôt la manière de faire employée par Bégin que celle préconisée par Richerand; l'essentiel est qu'on arrive sur le tissu cellulaire qui sépare la trachée et les muscles sous-hyoïdiens du paquet vasculo-nerveux; or ces deux derniers procédés y conduisent également bien et tous deux permettent d'épargner le tronc vasculo-nerveux.

On a aussi beaucoup varié sur la longueur à donner à l'incision des téguments. Le premier, Bégin lui donne une certaine étendue et, la faisant partir d'un travers de doigt au-dessus de l'articulation sterno-claviculaire gauche, la conduit jusqu'au niveau du bord supérieur du thyroïde. C'est qu'en effet il faut se donner un jour suffisant. Souvent, depuis Bégin, cette incision des téguments fut moindre, plusieurs fois aussi plus considérable, car on peut avoir à opérer très haut comme très bas et alors l'incision de Bégin ne saurait suffire; ce sont surtout les rétrécissements qui rendent impossible un lieu d'élection pour l'opération.

Si l'on doit œsophagotomiser au-dessous d'un rétrécissement cancéreux de la portion cervicale et d'une certaine étendue, c'est très bas qu'il faut amener l'incision. Qu'il s'agisse, au contraire, d'inciser l'œsophage au-dessus ou au niveau d'un rétrécissement situé assez haut, il faudra pouvoir ouvrir l'œsophage et par conséquent sectionner les téguments en un point élevé. Mais notons que cette dernière indication sera rare. Lorsque l'incision de l'œsophage au-dessus de la stricture sera appliquée aux rétrécissements fibreux infranchissables de la portion thoracique, on pourra choisir, pour la pratiquer, le lieu d'élection. On l'a vu, cette incision ne saurait donc reconnaître de règles fixes. Ce que nous savons, et c'est le plus important, c'est que cette incision peut être conduite très haut ou très bas dans la région cervicale. Flaubert et Cock, opérant pour des corps étrangers, sectionnèrent les téguments depuis l'angle du maxillaire jusque vers l'articulation sterno-claviculaire. Cette nécessité dans laquelle se trouve quelquefois le chirurgien d'inciser très bas, amena, à la fin du siècle dernier, Eckholdt à proposer de passer, pour atteindre l'œsophage, entre les deux chefs inférieurs du sterno-cléido-mastoïdien, quitte, si le jour n'est pas suffisant, à séparer dans une certaine étendue le faisceau sternal du faisceau claviculaire du muscle. Ce procédé n'a jamais été employé et Terrier le déclare avec raison très mauvais.

Les faits de Syme, d'Arnold, de Sonrier, qui obtinrent des succès, prouvent que l'incision cutanée pratiquée très bas, le long ou un peu en avant du sterno-mastoïdien, permet d'ouvrir très bas l'œsophage au cou. Nous aurons à revenir sur les organes à éviter dans ces conditions.

On le voit donc, on ne peut assigner à cette incision des limites fixes, aussi devra-t-on très souvent dépasser le lieu d'élection déterminé par Vacca et limité en dehors par le paquet vasculo-nerveux, en dedans par la trachée, le larynx et les muscles sous-hyoïdiens, en haut par l'artère thyroïdienne supérieure, en bas par la thyroïdienne inférieure. Cependant, chaque fois qu'on le pourra, c'est là que l'opération sera le plus sûre.

Quant à l'incision pratiquée à l'œsophage lui-même, elle n'aura généralement pas besoin d'être considérable.

Enfin, les auteurs qui se sont succédé ont longuement discuté la conduite ultérieure à tenir. La préoccupation de savoir s'il faut suturer ou non la plaie œsophagienne s'explique lorsqu'on a eu seulement à extraire un corps étranger ; mais, dans les cas de rétrécissement, elle ne se retrouve pas.

Peu à peu le manuel opératoire s'est formé et voici comment, en tenant compte des progrès acquis et des faits connus, la plupart des auteurs contemporains conseillent de pratiquer l'œsophagotomie externe.

Opération. — Le malade est placé dans le décubitus dorsal, la tête regardant à droite et un peu renversée en arrière, ce qu'on pourra obtenir par un léger soulèvement de la nuque. A moins des contre-indications propres à l'anesthésie (troubles respiratoires, cardiaques, etc.), on donnera le chloroforme. On l'a administré souvent et sans accidents. Le chirurgien se place à gauche pour opérer.

L'incision des téguments devra varier d'étendue selon les cas. Cependant, quelle que soit la longueur qu'on se propose de lui donner, on incisera à gauche, soit parallèlement au conduit laryngo-trachéal dans le sillon qui sépare ce conduit du sterno-mastoïdien, soit le long et un peu en avant de ce muscle. Quand on le pourra, on pratiquera l'incision de Bégin (depuis le bord supérieur du cartilage thyroïde jusqu'à un travers de doigt au-dessus de l'articulation sterno-claviculaire).

Après la section de la peau, on divise le tissu cellulaire sous-cutané et le peaucier. On tordra ou mieux on liera les vaisseaux qui donneront du sang, s'il s'en rencontre.

Terrier fait remarquer que Flaubert eut à lier le tronc de la veine jugulaire externe anormalement située, et Cheever la jugulaire antérieure. On devra donc toujours avoir présente à l'esprit la possibilité d'une anomalie.

La section de l'aponévrose superficielle du cou, faite sur la sonde cannelée, conduira sur le tissu cellulaire placé entre le conduit laryngo-trachéen d'une part, et le sterno-mastoïdien et le tronc vasculo-nerveux d'autre part. C'est ici que la dissection devra se faire avec les plus grandes précautions et au moyen d'instruments mousses (sonde cannelée, manche du bistouri), tandis que l'aide placé à droite attirera à lui la lèvre interne de la solution de continuité (larynx, trachée, corps thyroïde) et que le chirurgien déviera en dehors, en les protégeant, le bord antérieur du sterno-mastoïdien et le paquet vasculo-nerveux (carotide, jugulaire interne, pneumogastrique, grand sympathique), bien séparé de ses connexions internes.

On rencontrera alors le muscle omo-hyoïdien. Quand l'incision porte vers la partie inférieure du cou, on peut très bien ne pas l'opercevoir ; mais, plus haut, ce muscle se présentera. On pourra le dévier ou le refouler en haut ou en bas, selon les cas, ou enfin le sectionner et le rabattre, ce qui n'a jamais entraîné de conséquences fâcheuses.

A mesure que l'on gagne les parties plus profondes, on doit porter l'instrument mousse vers le larynx et la trachée. Il s'agit aussi de ménager les artères thyroïdiennes. Le lieu d'élection de Bégin le permet, mais, quand il opère plus haut ou plus bas, le chirurgien doit se préoccuper de les éviter et de les isoler.

D'ailleurs, plusieurs fois on les a ouvertes puis liées sans danger. Comme le fait remarquer Bégin, l'inférieure est plus volumineuse et plus profondément placée ; aussi est-ce surtout elle qu'on doit ménager.

Si l'on incise très bas, on pourra être assez gêné par le faisceau sternal du sterno-cléido-mastoïdien qui est quelquefois développé. Dans certains cas aussi, quoique rarement, la sous-clavière droite naît à gauche ; elle a alors à croiser la trachée pour se porter à droite. Quoi qu'il en soit, dans cette incision faite au bas du cou, il faudra redoubler de soins et de prudence.

On devra aussi éviter, en approchant du larynx et de la trachée, le laryngé inférieur gauche et, quand on opère très haut, le nerf laryngé externe. On aura soin de tordre ou de lier les vaisseaux qui donneraient du sang, afin de n'être pas gêné dans la recherche des parties. En tout cas, on évitera la pratique de Sonrier qui employa d'abord l'eau froide, le perchlorure de fer et les larges inspirations, si bien qu'il ne put se guider avant d'avoir eu enfin recours à ligature. On arrivera donc, petit à petit, jusque sur les vertèbres cervicales qu'il n'est pas possible de méconnaître.

Dans quelques cas (Cheever, Poinsot), l'opération a été faite presque à blanc.

C'est alors que, si on peut s'en servir, on doit introduire le conducteur. On pourra employer la sonde de Vacca ou plus simplement un cathéter uréthral. On le fait pénétrer par la bouche, sa concavité regardant la langue, sa convexité le pharynx, puis on le pousse, en le guidant au besoin, dans le conduit pharyngo-œsophagien. Cette introduction a été quelquefois malaisée (contractions réflexes, efforts de vomissement, etc.), mais on la réussira le plus généralement. Quand l'extrémité inférieure du cathéter a atteint le niveau de la plaie extérieure, on le fait saillir en portant son pavillon à droite. Cette manœuvre porte l'œsophage en dehors et l'on peut alors le découvrir et l'inciser.

Quand le cathéter ne s'est pas laissé introduire ou qu'un rétrécissement infranchissable siège au-dessus du point où on veut ouvrir l'œsophage, le chirurgien devra aller à la découverte de l'œsophage sans les ressources précieuses que fournit pour cela le conducteur. Mais quand le rétrécissement n'est pas complètement infranchissable, on devra se servir du conducteur, comme fit M. Poinsot, en le prenant aussi mince qu'il sera nécessaire.

Quand on sera obligé de s'en passer, les auteurs se contentent de dire que l'œsophage sera distingué à sa situation entre la colonne vertébrale et le conduit aérien et de répéter avec Bégin qu'il sera aisément reconnu à sa surface arrondie et charnue, à ses mouvements et à la dureté qu'il acquiert pendant la déglutition; or, sous le chloroforme, cette dernière donnée, peu importante d'ailleurs, fait défaut.

Quoique ces enseignements aient suffi dans la majorité des cas pour reconnaître assez facilement l'œsophage, sa recherche a été plusieurs fois très laborieuse. Qu'on se rappelle les paroles de Richet disant que la coloration des organes fut masquée par le sang et qu'il trouva l'œsophage très flasque et adhérent à la colonne cervicale. Bégin, en effet, parlait de l'œsophagotomie pour extraire les corps étrangers et l'on ne songe pas assez que la lésion œsophagienne a souvent pu altérer les caractères physiques du conduit, quelquefois même des parties voisines, et qu'au-dessous d'elle le canal alimentaire est revenu sur lui-même.

Sans conducteur, l'opération n'est donc pas toujours très facile. C'est pour rendre aisée la recherche de l'œsophage que Duplay conseille « de découvrir le lobe latéral de la glande thyroïde, ce qui » est extrêmement facile. Ceci fait, on le contourne en disséquant » son bord externe et on arrive sûrement sur la partie latérale de » la trachée que l'on ne peut méconnaître et derrière laquelle se » trouve immédiatement accolé l'œsophage. » En un mot, Duplay fait de la séparation du lobe gauche de la thyroïde un véritable temps de l'opération. Ces vues sont d'autant plus justes que déjà Flaubert, Demarquay, Cock, Syme, Cheever et Bruns avaient dû avoir recours à ce procédé pour arriver sur l'œsophage. Cazin fait remarquer qu'il devient très difficile lorsqu'il existe une hypertrophie de la thyroïde. Il put cependant être exécuté dans le cas de Bruns où la glande était non-seulement hypertrophiée mais encore très adhérente aux parties voisines et recouvertes par des veines congestionnées.

Arrivé sur l'œsophage, le chirurgien l'incise parallèlement à son axe et vers la partie moyenne de sa largeur latérale, ceci afin de ne pas léser le récurrent gauche qui est placé dans la rainure séparant l'œsophage de la trachée. La longueur de cette incision est nécessairement variable; dans la grande majorité des cas elle n'a pas besoin d'être étendue et deux pouces environ suffiront largement. Le chirurgien serait d'ailleurs à temps de l'agrandir soit par en haut soit par en bas au moyen d'un bistouri boutonné.

Une fois l'œsophage ouvert, quelle est la conduite à tenir? Nous distinguerons plusieurs cas :

A. Quand l'opération a été purement palliative, c'est-à-dire lorsqu'on a créé au-dessous de la stricture une porte d'introduction aux aliments, il est évident qu'il faudra toujours s'opposer à la fermeture de cette plaie. Ce but pourrait-il être atteint par le cathétérisme répété que nécessitera l'alimentation? Dans le fait de Bruns, bien que les sondes fussent laissées à demeure, la guérison de la plaie était tellement avancée au bout de quinze jours qu'il ne restait plus que l'ouverture étroite dans laquelle se trouvait la sonde.

Des cinq cas dans lesquels l'opération fut faite comme palliatif, nous ignorons quelle fut la pratique de Menzel et de Monod. Après l'œsophagotomie rapportée par Tarenget, le chirurgien « établit à » l'ouverture une espèce d'entonnoir dans lequel on versait des » nourritures liquides ». Willett introduisit et maintint en place dans la plaie œsophagienne le plus gros des tubes à trachéotomie ; un tube flexible disposé en entonnoir fut introduit dans la canule à trachéotomie et, grâce à ce moyen, on alimenta le malade. Poinsot se contenta d'introduire une sonde par laquelle on injectait les aliments.

Tarenget et Willett se trouvèrent très bien de leur manière de faire. Nous pensons que le moyen décrit par Willett serait heureusement remis en pratique. Par la canule à trachéotomie laissée à demeure, on ferait pénétrer, chaque fois que l'on voudrait alimenter le malade, une sonde par laquelle on injecterait les aliments. On éviterait ainsi de laisser la sonde à demeure et l'on serait plus sûr de maintenir l'écartement des lèvres de la solution de continuité que si on passait seulement la sonde à des intervalles plus ou moins éloignés.

B. Lorsque l'opération a été pratiquée soit au niveau soit au-dessus du rétrécissement, la question change.

On ne devra entretenir la plaie que durant un certain temps jusqu'à ce que le passage des sondes soit devenu possible par les voies supérieures.

Tâchons de déterminer, en nous appuyant sur les observations complètes, les détails de ces soins consécutifs.

Nous possédons sept cas, mais celui de Podrazki ne nous est point connu dans ses détails et nous ne savons presque rien de celui de Richet.

Aussitôt après que l'opération a permis de franchir le rétrécissement, il s'agit de dilater celui-ci et de nourrir le malade.

Pour cela, Watson, de Lavacherie, Richet, Bruns ont laissé des sondes à demeure. Kappeler, dans son premier cas, établit à demeure une longue et mince canule d'argent par laquelle on introduisait les liquides au moyen d'une sonde et d'un entonnoir. Dans sa seconde opération, il se servit seulement de la sonde.

Tous les auteurs ont laissé le cathéter à demeure. Dans le fait de Lavacherie, cette pratique ne paraît pas avoir eu d'inconvénient immédiat, mais quand, le sixième jour, on veut placer une sonde plus volumineuse, survient de la suffocation. On replace la première et lorsque, sur les instances du malade, on eut enlevé même celle-ci, rien ne passe plus et le sujet meurt. Sans doute le calibre plus volumineux de la seconde sonde a provoqué en grande partie les accidents, mais la permanence de ces instruments n'y est peut-être pas étrangère. Dans l'observation de Bruns, on laisse longtemps à demeure la sonde et les bouchons d'ivoire et cela sans inconvénient. Les accidents laryngés qui emportent le malade sont suffisamment expliqués par ailleurs; en tout cas ils ne relèvent sans doute que peu de la permanence des instruments.

Dans le fait de Watson, qui se rapproche beaucoup de celui de Bruns par l'étendue de l'ulcération, cette lésion et la communication entre l'œsophage et la trachée suffisent assez à expliquer les accidents dyspnéiques pour qu'on puisse douter que la sonde à demeure y ait joué un rôle notable.

Nous ne pouvons juger la question au sujet des deux cas de Kappeler, car le rétrécissement était produit par le cancer.

Lorsque l'œsophagotomie est pratiquée au-dessus du rétrécissement, les faits qui précèdent peuvent-ils autoriser à laisser les sondes à demeure? On voit qu'il est très difficile de démêler la part exacte qui revient, dans le dénouement, au contact permanent de celles-ci. Aussi nous ne nous prononcerons pas catégoriquement. Nous ne pouvons nous empêcher cependant de faire remarquer qu'en thèse générale la sonde à demeure a bien des inconvénients et bien des dangers. On nous opposera qu'ici ce procédé dilatera plus efficacement le rétrécissement très étroit qui ne s'est pas laissé traverser par les voies supérieures, qu'il rendra moins fréquente l'introduction difficile du cathéter à travers la stricture, que chaque sonde laissera à la suivante la voie ouverte avant que le rétrécissement ait eu le temps de revenir sur lui-même.

Si on a recours à cette méthode, qu'on ne l'emploie au moins que pendant les premiers temps.

Après avoir sectionné directement le rétrécissement, Watson introduisit la sonde par la plaie. Dans ces cas, c'est par les voies supérieures qu'il faut, à mon sens, l'introduire, et cela, tout d'abord, dès que la section du rétrécissement est faite. Il ne s'agit point ici en effet de chercher à enfiler celui-ci, comme dans les cas d'œsophagotomie au-dessus. Le rétrécissement est sectionné d'un côté dans toute sa hauteur; on est donc sûr de pouvoir le traverser. Le cathétérisme par les voies supérieures permettra le maintien de la sonde dans le conduit œsophagien lui-même, tandis que l'introduction de cette dernière par la plaie amènera fatalement son issue au dehors dans toute l'étendue de la section, de sorte que la sonde ne sera réellement dans l'œsophage qu'à partir de la fin du rétrécissement. Mais il faudra choisir une sonde d'un volume assez considérable pour maintenir un peu écartées les deux lèvres de la plaie œsophagienne.

Dans les cas d'œsophagotomie au-dessus du rétrécissement, le cathétérisme par les voies supérieures sera repris dès qu'il sera possible. Le temps durant lequel on l'exécute par la plaie est nécessairement très variable (Bruns, quinze jours; Kappeler, trois jours).

Avant de reprendre définitivement ce cathétérisme par les voies supérieures, on pourra, comme mesure d'essai et de précaution, le faire alterner quelquefois avec l'introduction de la sonde par la plaie.

Jamais on ne brusquera la dilatation; le cas de Lavacherie apporte à ce conseil un nouvel appui.

Le cathétérisme par la bouche ayant été repris, on laissera s fermer la plaie œsophagienne. Il ne peut être en effet ici question de suture. Comment espérer la réunion par première intention d'une plaie dont les bords ont été meurtris et contus par le passage et le contact des sondes? On devra donc se borner à rapprocher ces bords.

La cicatrisation de l'œsophage prendra un temps variable. Les observations négligent de nous l'indiquer. Dans le cas de Watson, la plaie arriva rapidement à ne plus admettre qu'un stylet fin. Dans l'observation de Bruns, si remarquable par ses détails complets, la solution de continuité de l'œsophage diminua d'une manière surprenante : huit jours après qu'on eût cessé de la traverser avec les sondes, elle paraissait complètement fermée mais elle laissa transsuder un peu de café avalé par le malade. Peu de jours plus tard, ce phénomène cessa.

Il faudra donc attendre, pour permettre au malade de s'alimenter lui-même, que la plaie œsophagienne soit complètement fermée afin d'éviter l'infiltration du cou par les aliments.

C'est aussi dans ce but qu'on ne devra laisser se réunir la plaie des téguments qu'après celle de l'œsophage. Si cependant ceux-ci ont été sectionnés dans une grande étendue, on pourra en laisser plus tôt se fermer les extrémités.

Nous n'avons pas l'intention de nous occuper ici des complications de l'œsophagotomie externe ou de ses accidents consécutifs. On les a rencontrés très exceptionnellement et dans aucun cas ces complications n'ont été fatales. On ne peut donc les invoquer pour jeter du discrédit sur l'opération.

L'hémorrhagie, la plus fréquente, nous a déjà occupé. Citons en outre l'inflammation des lèvres de la plaie (Bégin), la rétention du pus, la gangrène et l'élimination du tissu cellulaire (Cheever, Hitchok). On pourrait redouter encore l'infiltration du cou par les matières alimentaires, des thromboses dans les veines, des hémorrhagies secondaires, la toux, l'altération de la voix.

ŒSOPHAGOTOMIE INTERNE

CHAPITRE I.

Historique.

Dans son historique de l'œsophagotomie externe, Terrier, faisant mention de A. Guérin (*Eléments de chirurgie opératoire*, p. 455, 1858) et de Chassaignac (*Traité clinique et pratique des mal. chirurgicales*, tome II, p. 624, 1862), rapporte que ces deux chirurgiens parlent les premiers de la possibilité de la section interne comme mode de traitement des rétrécissements œsophagiens.

Avant qu'eût paru l'ouvrage de Chassaignac, Maisonneuve pratiquait l'œsophagotomie interne (1861).

Jusqu'à ce dernier, on ne connaissait que trois méthodes : l'œsophagotomie externe, la cautérisation, la dilatation ; « mais celle-ci, dit Maisonneuve (*Clinique chirurgicale*, tome II, p. 409), la seule véritablement utile dans les cas ordinaires, n'était qu'un palliatif insuffisant ou restait même entièrement impuissante quand l'obstacle produit par un tissu inodulaire offrait une certaine résistance. »

Le 13 juillet 1861, on adresse à Maisonneuve une jeune fille qui, ayant avalé de l'acide sulfurique, portait un rétrécissement inodulaire n'admettant que quelques gouttes de liquide et encore avec les plus grandes peines : « Je venais, dit-il, de lire à l'Académie un mémoire sur un nouveau procédé destiné à rétablir immédiatement le calibre de l'urèthre dans les rétrécissements les plus graves de ce canal. Je pensai qu'il ne serait peut être pas impossible d'appliquer le même procédé aux cas désespérés de rétrécissements de l'œsophage. » Au moyen d'un scarificateur œsophagien, construit sur le mode du scarificateur uréthral, il fit la section interne du rétrécissement. Quatre jours plus tard, le 20 juillet, il la pratiquait de nouveau chez une autre malade. Immédiatement après l'opération, la déglutition se rétablissait chez les deux patientes, tout allait bien quand, le même jour, toutes deux étaient prises de péritonite mortelle. L'autopsie montrait, dans le second cas, un rétrécissement constitué par une dégénérescence tuberculeuse. La mort des malades ne saurait être rattachée à l'opération.

L'année suivante, en avril 1862, Maisonneuve opérait un troisième rétrécissement par la méthode nouvelle; mais, cette fois, le succès fut complet; du moins ne s'était-il pas démenti quand le malade repartit pour sa province.

Les choses en étaient là lorsque, en 1864, M. Lanelongue, de Bordeaux, se trouvait en face d'un rétrécissement cicatriciel, amélioré jadis par la dilatation et qui en était arrivé à ne plus laisser passer qu'avec des efforts inouïs, quelques parcelles de bouillies et quelques gouttes de liquide. Ne voyant pas là l'indication des procédés connus alors et ignorant les tentatives de Maisonneuve, il conçut lui aussi et par analogie l'œsophagotomie interne : « C'est alors que, m'inspirant de l'uréthrotomie interne, j'eus la pensée d'appliquer aux rétrécissements de l'œsophage un procédé analogue. Je ne connaissais pas alors les tentatives de M. Maisonneuve dans cette voie. » Ce chirurgien fit faire un œsophagotome sur le modèle de l'uréthrotome et obtint un succès remarquable et durable.

Dès 1864, l'œsophagotomie interne avait donc été introduite dans la pratique chirurgicale par Maisonneuve, puis par M. Lanelongue. Sur les quatre opérations on comptait deux succès.

L'observation de Lanelongue ne fut publiée par son auteur qu'en

1866 ; aussi, cette même année 1864, Rousselot Beaulieu, dans sa thèse sur les « *Rétrécissements de l'œsophage* », ne consultant que la statistique des trois faits de Maisonneuve, concluait-il que l'œsophagotomie interne est une opération très grave.

En 1865, nouvelle œsophagotomie de Maisonneuve. A proprement parler, ce chirurgien s'arrêta à des tentatives. L'œsophage fut perforé par le mandrin sorti par l'œil de la sonde et la mort survint très vite.

Lanelongue publiait en 1866 son observation. Relevant les quatre faits de Maisonneuve, il cherchait à poser, dans un très court travail, les indications de l'opération. On y trouve la question très clairement exposée, les indications parfaitement saisies. Ce chirurgien concluait que l'œsophagotomie interne est applicable seulement aux rétrécissements inflammatoires ou cicatriciels encore perméables et qui résistent à la dilatation; il préconisait les incisions superficielles et ne voyait avec raison dans l'opération qu'un adjuvant de la dilatation consécutive.

Qu'on le remarque donc, l'opération était dès lors parfaitement comprise et étudiée : elle ne tarda pas à se généraliser. Ses indications si nettes, son but si bien défini et si raisonnable devaient forcément attirer sur elle l'attention des chirurgiens.

En 1870, Dolbeau (séance du 16 mars) et Trélat (séance du 9 mars) rapportaient à la Société de Chirurgie trois observations personnelles d'œsophagotomie interne. La deuxième opération de Dolbeau fut pratiquée en 1869; nous ignorons la date exacte de la première. Trélat opéra en décembre 1869. Dans ces trois cas, il s'agissait de rétrécissements cicatriciels; le succès fut complet. Les premiers, ces auteurs incisèrent de bas en haut la portion stricturée; l'instrument de Trélat permet même de mesurer exactement la saillie variable que l'on donne aux lames.

M. Trélat joint à son observation publiée dans le *Bulletin de Thérapeutique*, t. LXXVIII, 1870, des réflexions fort judicieuses. Il réserve lui aussi l'œsophagotomie interne aux rétrécissements inflammatoires, fibreux ou cicatriciels. « J'écarte, dit-il, tous les » autres rétrécissements organiques pour lesquels l'œsophagotomie » interne me paraît une méthode dangereuse et incertaine » ; il préconise également les incisions peu profondes ; il vaut mieux y revenir et c'est ce qu'il fit à deux reprises différentes. Il insiste enfin sur la sécurité plus grande de l'incision de bas en haut, étant connus le degré d'étroitesse et l'épaisseur des tissus à inciser.

A la fin de l'année 1872, M. Tillaux portait l'œsophagotome sur un rétrécissement cicatriciel très étroit et que la dilatation était impuissante à améliorer. Il se servit de l'instrument de Trélat et obtint un beau succès. Dans les considérations courtes dont il accompagne son observation, Tillaux rejette, contrairement à ses devanciers, l'opération contre les rétrécissements inflammatoires qui consistent « dans un épaississement de la muqueuse phlogosée et un épanchement plastique, quelquefois très dur, sous cette muqueuse ».

En France, pratiquée conformément à des indications certaines, la méthode nouvelle donnait donc maintenant des résultats très avantageux. Six fois sur neuf elle avait sauvé des malades voués à la mort par inanition. Aussi, dans son excellente thèse (Paris, 1874) sur le calibre et le cathéterisme de l'œsophage, Mouton était-il en droit de conclure que : « Dans le traitement des rétrécissements cicatriciels, il ne faut pas trop prolonger les tentatives du cathéterisme quand elles restent infructueuses pendant un certain temps. On doit avoir recours alors à l'œsophagotomie interne ».

Dans sa pathologie chirurgicale (t. V., fasc. 2, 1876) Duplay fait à l'opération un favorable accueil mais la considère avec raison « comme exceptionnelle et devant céder le pas à la dilatation toutes les fois que celle-ci est praticable ».

Il ne spécifie pas qu'elle n'a sa raison d'être que dans les rétrécissements de nature bénigne (inflammatoires, fibreux, cicatriciels). Il préfère la section rétrograde avec l'instrument de Trélat à l'incision de haut en bas.

Cependant l'œsophagotomie interne commence à franchir les limites du pays qui lui a donné naissance. Dans le *Centralblatt fur chirurgie* (nº 27, p. 430, 1877) nous trouvons l'indication de deux opérations faites en Allemagne. Ce sont les premières que nous ayons rencontrées à l'étranger. Nous n'en connaissons pas exactement les dates et savons seulement qu'elles furent pratiquées vers 1877. Toutes deux sont de Schiltz.

Dans le premier cas, Schiltz dut revenir à l'incision à cinq reprises différentes, mais chacune d'elles n'amena qu'un résultat momentané. La malade mourut de tuberculose, dit l'observation. L'autopsie n'ayant pu être faite, on n'est point fixé sur la nature du rétrécissement que l'auteur paraît tenté d'attribuer à un cancer.

La seconde observation nous montre une œsophagotomie interne dirigée contre un rétrécissement sans doute cicatriciel ; elle amène une hémorrhagie grave. Il existait plus bas un deuxième rétrécissement que le malade ne voulut pas laisser sectionner et la mort survint huit jours plus tard par affaibliesement.

Cette même année 1877, le docteur Del Greco publiait dans *Lo Sperimentale* (t. XL, 1877, p. 576) une étude sur le traitement des rétrécissements de l'œsophage.

Il y fait une large part à l'œsophagotomie interne et déclare que c'est un moyen souverain contre les rétrécissements cicatriciels. Il donne la description des divers instruments.

Mais, en France, quoique généralement acceptée, l'opération soulevait encore, en dépit des résultats déjà fournis, certaines résistances quelquefois vives. C'est ainsi que Gallard (Clin. de la Pitié, 1877) ne lui ménage pas sa réprobation : « Si même avec une bougie extrêmement fine on ne peut pénétrer jusque dans l'estomac, ou si, y ayant pénétré, on ne peut obtenir une dilatation telle que les aliments puissent passer, comme c'eût été le cas sur le sujet dont je vous présente l'œsophage, que faudrait-il faire? Le cathétérisme forcé et l'incision du rétrécissement sont choses impraticables auxquelles vous ne devez pas songer et qui exposeraient aux plus graves dangers celui qui serait assez téméraire pour y avoir recours. »

Plus tard, en 1879, Péan, de son côté, préfère la dilatation brusque. Tout en reconnaissant cependant le grand avantage d'une opération qui « d'un seul coup permet de lever l'obstacle au passage des aliments », ce chirurgien reproche aux œsophagotomes, même à celui de Trélat, de ne pas laisser apprécier exactement le lieu et l'étendue de l'incision. Nous ne pouvons nous empêcher de nous étonner de ce reproche.

Depuis l'opération de Tillaux (1873), la première que nous rencontrons dans notre pays est celle dont l'observation nous a été obligeamment communiquée par son auteur, M. Demons, de Bordeaux (1879).

Le rétrécissement était de nature fibreuse, dur et annulaire; une première section resta sans résultat. Revenant à l'incision, M. Demons perfora l'œsophage au-dessus de la stricture, ce qu'il attribue surtout à l'instrument (celui de Maisonneuve) dont il dut se servir.

Aussi ce chirurgien préconise-t-il la section rétrograde. Son malade mourut très rapidement.

Tels sont les faits que nous aurons à discuter et à comparer. Nous le verrons, chaque fois qu'on pourra ne pas dépasser les limites assignées avec raison à son domaine et qu'on suivra les préceptes opératoires qui se détachent des observations publiées, l'œsophagotomie interne est susceptible d'être invoquée comme une ressource précieuse.

CHAPITRE II

Observations et Réflexions.

Nous donnerons ces observations, autant que possible, par ordre chronologique.

OBSERVATION XII.

Maisonneuve, *Clin. Chir.*, p. 210 et suiv. (Résumé de l'observation.)

Jeune fille ayant avalé une forte dose d'acide sulfurique. Rétrécissement inodulaire consécutif dans le voisinage du cardia. Malgré l'emploi pendant plusieurs mois des sondes œsophagiennes, la malade arriva à ne plus faire pénétrer que quelques gouttes de liquide, et encore avec la plus extrême difficulté. Après quelques essais infructueux, introduction de l'œsophagotome et incision du rétrécissement (16 juillet 1861). Immédiatement après l'opération, la malade avala facilement des liquides ; le lendemain elle put ingérer des solides. Plusieurs jours après elle fut prise d'accidents de péritonite suraiguë et mourut le 31 juillet.

Autopsie. — Le rétrécissement siégeant près du cardia était long de trois centimètres. On ne trouve absolument pas autre chose que la trace parfaitement nette de la scarification qui avait seulement entamé le tissu morbide, encore d'une manière incomplète. Le tissu cellulaire voisin était entièrement intact. Pas de lésions du côté de l'estomac, mais péritonite des plus intenses, dont l'origine paraissait être du côté du petit bassin et dont la cause est restée inconnue.

OBSERVATION XIII.

Maisonneuve, *loco citato.* (Résumé de l'observation.)

Jeune femme affectée d'un rétrécissement de l'œsophage, un peu au-dessous du cartilage thyroïde, arrivé à sa dernière période. Depuis trois jours, la moindre goutte de liquide ne pouvait passer. Après quelques difficultés pour faire pénétrer la bougie conductrice, incision du rétrécissement le 20 juillet 1861. Aussitôt après, on alimente la malade avec une grosse sonde œsophagienne. Dans la journée les liquides étaient avalés et, le lendemain, les solides passaient à leur tour. Toute sécurité paraissait acquise lorsque survinrent des accidents de péritonite qui emportaient la malade le 1er août.

Autopsie. — Le rétrécissement siégeant à la partie supérieure de l'œsophage était constitué par une dégénérescence tuberculeuse. Trace de l'incision peu facile à voir au milieu des détritus de la tumeur. Parties voisines parfaitement saines. On ne trouve qu'une inflammation intense du péritoine avec sérosité louche et concrétions fibrineuses.

OBSERVATION XIV

Maisonneuve, *loco citato.* (Résumé de l'observation.)

Rétrécissement dur, de cause inconnue, dont le début remontait à plus de deux ans. Le malade avait dû restreindre son alimentation à des potages et des purées très liquides.

On ne pouvait passer une sonde même fort étroite. Œsophagotomie le 3 avril 1862. Elle ne produisit qu'un très léger suintement sanguin et une douleur très supportable. Aussitôt après, une bougie à boule d'ivoire, d'un centimètre et demi de diamètre, passait sans difficulté. Le soir le malade pouvait avaler des aliments solides. Aucun accident consécutif et huit jours après, l'opéré retournait dans sa province, mangeant à peu près comme tout le monde et recouvrant à vue d'œil sa gaieté et sa bonne mine.

Ces trois opérations furent faites au moyen de l'œsophagotome de Maisonneuve, incisant de haut en bas. Il est probable que le rétrécissement qui fait l'objet de la 3me observation de cet auteur était de nature fibreuse. Dans les deux premiers cas, coïncidence au moins bizarre, survient une péritonite rapidement mortelle : Y a-t-il là une relation de cause à effet? Nous ne le pensons pas, alors surtout que l'autopsie montre que la scarification a entamé seulement le tissu morbide dans le rétrécissement qui siégeait près du cardia. Maisonneuve s'était demandé « s'il n'y aurait pas entre le péritoine et l'œsophage un de ces liens mystérieux analogues à ceux qui pour les plaies de tête et les abcès du foie, pour les accès terribles de fièvre pernicieuse et le simple cathétérisme de l'urèthre, ont pendant si longtemps intrigué les plus habiles anatomistes ». Les observations suivantes permettent de rejeter cette hypothèse, la péritonite n'ayant jamais plus été rencontrée.

OBSERVATION XV.

Lanelongue. Observ. avec quelques considérations pour servir à l'histoire de l'œsophagotomie interne Bordeaux, 1866 (Résumé de l'observation.)

M. J..., cultivateur, vingt-huit ans, avale en novembre 1853 une gorgée d'acide sulfurique, croyant boire du vin blanc. Il éprouve aussitôt une sensation horrible de brûlure. Le lendemain et durant les onze jours suivants il ne peut rien avaler, pas même les liquides. Le douzième jour et pendant les trois jours qui suivent, on introduit dans l'œsophage une sonde par laquelle on injecte du bouillon. Au bout de ce temps, le malade peut avaler les liquides et même quelques aliments solides. En même temps, les douleurs de la déglutition diminuent.

Six mois plus tard, les forces étaient revenues. Durant deux années, le seul symptôme observé fut une douleur très légère, s'exaspérant après les repas, le long du cou et à l'épigastre. Mais les dents de J. M... commencèrent à se désagréger et se brisèrent.

La déglutition en devint plus pénible. A ce moment on pratiqua la dilatation pendant un mois à l'hôpital Saint-André de Bordeaux où s'était fait admettre le malade. Rentré chez lui légèrement amélioré, J. M... néglige après quelques mois de venir se faire cathétériser comme on le lui avait recommandé. Aussi la dysphagie reparaît, augmente et le moment arrive où la bouillie et les liquides sont seuls ingérés, et encore avec les plus grandes difficultés.

Le malade rentre à l'hôpital le 22 octobre 1864. L'examen extérieur ne révèle rien, si ce n'est un affaiblissement considérable et une maigreur extrême. Les bougies de différentes formes et de divers calibres sont arrêtées à 25 centimètres environ des arcades dentaires, à peu près au niveau du cartilage cricoïde. Après beaucoup d'essais infructueux, M. Lanelongue réussit à faire passer une bougie olivaire de un millimètre de diamètre. Il constata alors « qu'il n'y avait qu'un seul rétrécissement, que ce rétrécissement avait une longueur de deux centimètres environ et que le pertuis par où s'engageait la bougie siégeait sur la partie latérale gauche de l'œsophage, tandis qu'en avant, en arrière et sur le côté droit ce conduit était entièrement oblitéré par une bride cicatricielle très épaisse et très dure. » Cette manœuvre ne produisit pas le moindre résultat.

En présence des difficultés du cathétérisme, des accidents qu'il déterminait et de la dureté de la coarctation, M. Lanelongue conçut l'idée de la section interne et se décida à la pratiquer. Il fit construire un œsophagotome sur le modèle de l'uréthrotome, coupant de bas en haut. Nous reviendrons plus loin sur cet instrument.

L'opération est pratiquée le 8 novembre 1864. Le chirurgien incise sur la partie latérale droite, sur la partie postérieure et sur la partie antérieure de la coarctation. Pas de douleur, rejet de quelques mucosités à peine striées de sang. Aussitôt après, le malade avale avec facilité un morceau de pain. Deux jours plus tard, il se levait et mangeait la nourriture commune. Chaque matin, une boule d'ivoire était introduite. Au bout de huit jours, une olive de quinze millimètres passait avec assez de facilité et J. M... quittait l'hôpital.

Au moment où M. Lanelongue publiait son observation, en 1866, c'est-à-dire deux ans plus tard, J. M... jouissait d'une santé parfaite, avalait facilement et pouvait se livrer à ses travaux. Nous n'avons point connaissance que la guérison se soit démentie.

Nous trouvons dans cette observation un succès remarquable et surtout durable.

Le fait suivant, dû encore à Maisonneuve, ne constitue pas à proprement parler une œsophagotomie puisque, comme le fait très justement remarquer M. Lanelongue, on s'est arrêté à des tentatives. Nous le donnons néanmoins.

OBSERVATION XVI.

Fait dû à **Maisonneuve.** (Extrait du travail de M. Lanelongue.)

Besson, cinquante-sept ans, entré le 1er mai 1865. Rétrécissement cancéreux près du cardia. Rejet des aliments aussitôt après leur ingestion. Plusieurs tentatives infructueuses d'introduction de l'œsophagotome. Le 20 mai, une sonde suivie d'un mandrin s'engage. On croit être dans l'estomac et l'on injecte du bouillon et de la tisane qui pénètrent sans difficulté. Aussitôt après, anxiété extrême, vive douleur dans le dos, sueurs froides, lypothimies, pouls fréquent et petit, mort le lendemain.

Autopsie. — Emphysème et liquides dans le médiastin postérieur. Perforation de l'œsophage à quatre ou cinq centimètres au-dessus du cardia, dans la rainure qui séparait le bourrelet formé par la tumeur cancéreuse des parois de l'œsophage. Cette perforation a été produite par le mandrin sorti à plusieurs reprises par l'œil de la sonde. Tumeur cancéreue de l'extrêmité inférieure de l'œsophage, avec infiltration le long de la petite courbure de l'estomac.

On le voit, la perforation de l'œsophage n'a pas été produite par l'œsophagotome qui ne put être introduit.

OBSERVATION XVII.

Dolbeau. *Bull. et Mémoires de la Soc. de Chir.* Séance du 16 mars 1870. (Résumé de l'observation.

Jeune fille ayant avalé, dix-huit mois auparavant, de l'acide sulfurique, Rétrécissement inodulaire consécutif. Après huit jours d'inutiles essais, Dolbeau passa la première petite olive de la série Charrière. Il parvint à dilater le canal jusqu'à lui donner un diamètre de cinq à six millimètres. Arrivé à ce point, le rétrécissement restait stationnaire; de plus, on éprouvait toujours une très grande difficulté pour le franchir de bas en haut. Dolbeau fit construire un œsophagotome et sectionna le rétrécissement avec la plus grande facilité, sans douleur et sans perdre une seule goutte de sang.

La dilatation fut alors reprise et on atteignit rapidement un centimètre, ce qui permit à la malade de s'alimenter comme tout le monde, à la condition de continuer à se cathétériser tous les jours.

OBSERVATION XVIII.

Dolbeau. *Loco citato.*

« L'année dernière, j'ai eu à traiter à l'hôpital Beaujon une autre malade, dont la dysphagie remontait à deux ans et qui avait ingéré pareillement de l'acide sulfurique.

Après un cathétérisme progressif jusqu'à six ou sept millimètres, nous fûmes arrêtés par la même impossibilité d'aller plus loin, ce qui m'engagea à pratiquer l'œsophagotomie comme précédemment. Le cathétérisme ayant alors été repris, j'arrivai rapidement à une dilatation de un centimètre, permettant une alimentation complète; ici encore, il n'y eut ni douleur ni hémorrhagie et nous congédiâmes la malade en lui recommandant de se sonder journellement. »

Ces deux opérations ont été couronnées de succès. Dans les deux, l'incision fut faite, pour la première fois, de bas en haut. L'opération ne donna pas lieu à la moindre complication ni au moindre accident.

OBSERVATION XIX.

Trélat. *Bullet. gén. de thérapeutique*, t. LXXVIII, p. 252. 1870 (Résumé de l'observation.)

Rétrécissement consécutif à l'ingestion d'un verre d'eau seconde. Les liquides seuls étaient tolérés. Bientôt cette déglutition insuffisante devint irrégulière. Amélioration momentanée produite par un cathétérisme de huit mois. Le malade revint à ne plus pouvoir avaler que les liquides; il était pâle et bouffi. Le rétrécissement siégeait à la partie inférieure, à trente-cinq centimètres et demi des dents incisives supérieures. Trélat parvint à le franchir avec une petite olive. « Chose singulière, dit-il, la première mensuration, prise au-dessus, avait donné 355 millimètres; la seconde prise au-dessous, en donnait seulement 345; de telle sorte que la face inférieure du rétrécissement paraissait située plus haut que la face supérieure, ce qui était impossible. Cette contradiction prouvait seulement que le rétrécissement était mobile et qu'il était repoussé soit par en haut soit par en bas et, en admettant que ce déplacement fût égal des deux côtés, qu'il était situé à trente-cinq centimètres des dents incisives et, de plus, qu'il avait une épaisseur moindre de un centimètre. »

L'auteur se détermina à pratiquer l'œsophagotomie interne et dit y avoir été surtout encouragé par le succès de Lanelongue.

Il fit construire son œsophagotome, voulant trouver un instrument capable de lui donner la certitude qu'il avait pénétré dans le rétrécissement, dont les lames eussent une saillie variable, toujours connue de l'opérateur, sectionnant enfin de bas en haut.

L'opération est pratiquée le 2 décembre 1869. Incision en donnant aux lames une ouverture de quinze millimètres. Quelques crachats striés de sang. Dès le lendemain matin, le malade pouvait avaler quelques aliments solides. Comme on n'arrivait pas à passer une olive supérieure à celle de dix millimètres de diamètre, on fit une seconde section le 16 décembre avec un écartement des lames de dix-huit millimètres. Trélat dut en pratiquer une troisième, le 31 décembre, en ouvrant les lames de deux centimètres.

Le malade rendit aussitôt un verre de sang. Le 11 et le 17 janvier, nouvelle hémorrhagie et sensation de brûlure à l'épigastre. Trélat prescrivit le lait et, à la fin de janvier, toute crainte avait disparu.

Le 23 février, l'opéré mangeait de tout, à condition de mâcher, et ne buvait qu'à sa soif.

Le 25 mars, on passait une olive de treize millimètres.

Nous trouvons donc encore un véritable succès dans l'opération de Trélat. Pour la première fois, on donne aux lames un développement variable. S'il y eut des hémorrhagies à la suite de la troisième incision c'est, comme le dit fort bien Trélat, « parce que les circonstances propres à ce cas m'ont forcé d'aller trop loin. »

OBSERVATION XX.

Tillaux. *Bull. gén. de thérapeutique,* 1873, t. LXXXIV, p. 17. (Résumé de l'obs rvation.)

D..., Isidore avait avalé, croyant boire un verre d'eau-de-vie, une liqueur caustique dont il ne put préciser la nature. Dysphagie consécutive et spasmes de l'œsophage. A son entrée à l'hôpital Saint-Louis, D... parvenait à peine, encore au prix de beaucoup d'efforts, à faire passer dans l'œsophage quelques cuillerées de liquide. Il était très affaibli et considérablement amaigri. M. Tillaux constate par le cathétérisme l'existence d'un rétrécissement siégeant à l'union du pharynx avec l'œsophage, assez étroit pour ne donner passage qu'à la plus petite olive. Vingt jours plus tard, c'est encore cette même olive qui, seule, pouvait franchir le rétrécissement.

L'œsophagotomie interne est pratiquée (5 novembre 1872) avec l'instrument de Trélat, dont on dut augmenter la courbure pour arriver à l'introduire. Tillaux imprime à la vis un mouvement de rotation jusqu'à ce que le curseur indique pour chaque lame une saillie latérale de un centimètre. Cette section est presque indolente et suivie seulement de l'expulsion de quelques crachats striés de sang. Immédiatement après, les quatre premières olives de la série franchissent l'obstacle ; il en est de même le lendemain. Au bout de quelques jours, le malade tente, et avec succès, de prendre quelques aliments solides.

Du quatrième au huitième jour, introduction des mêmes olives et, en plus, de la cinquième. Le huitième jour et chaque matin jusqu'à la sortie du malade, le cathétérisme est pratiqué avec la sixième olive, la plus grosse de la série.

A partir du 3 décembre, les olives passent et reviennent sans porter trace de sang et Tillaux considère le rétrécissement comme entièrement cicatrisé.

Le malade quitte l'hôpital le 7 décembre, mangeant sans plus de difficultés qu'auparavant, mais emportant la recommandation expresse de venir de temps en temps se soumettre au cathétérisme.

OBSERVATION XXI.

Schiltz. Analyse extraite du *Centralblat für Chirurgie,* 4e Jahrgang, 1877, nº 27, p. 430.

Une femme souffrait depuis plusieurs mois d'une gêne toujours croissante de la déglutition; le rétrécissement de l'œsophage non-seulement fut constaté avec la sonde mais encore soumis pendant longtemps à la dilatation; l'alimentation était faite le mieux possible au moyen de la sonde à entonnoir.

Cependant on n'arriva à aucun résultat à cause de la nature cancéreuse (?) du rétrécissement. La malade, dont la fille avait appris à passer la sonde avec une assez grande habileté, se refusa à continuer le traitement et s'amaigrit rapidement.

Schiltz fit construire un œsophagotome sur le même plan que son uréthrotome. L'introduction de l'instrument et l'incision de la coarctation sur une grande étendue avec une lame cachée derriere l'olive se firent avec grande faciltté; la douleur et l'hémorrhagie furent absolument inappréciables. La malade put de nouveau avaler des morceaux de pain et de la viande et une grosse sonde fut introduite facilement.

Au bout de quelques semaines, pendant lesquelles la malade se releva à merveille, le rétrécissement ne laissa plus passer que difficilement les sondes. Nouvelle incision avec même résultat.

En résumé, l'œsophagotomie fut faite cinq fois et chaque fois sans hémorrhagie ni douleur, mais avec un résultat très momentané.

Mort par tuberculose. L'autopsie ne put être faite.

Remarquons la parfaite innocuité des cinq incisions pratiquées par Schiltz. Les cinq fois, elles donnent un résultat, mais momentané. S'agissait-il bien d'un rétrécissement cancéreux? Ce qui pourrait en faire douter, c'est l'absence de la moindre hémorrhagie après les incisions. L'analyse incomplète que nous possédons de l'opération ne nous permet pas d'ailleurs de nous prononcer à cet égard.

OBSERVATION XXII.

Schiltz. *Loco citato.*

Un homme présentait un rétrécissement probablement consécutif à une ulcération produite par l'ingestion d'alcool concentré et ensuite cicatrisée. On essaya vainement la dilatation par les sondes.

Après l'incision qui provoqua des douleurs assez vives, une grosse sonde ne put être introduite plus loin qu'un pouce sans arriver dans l'estomac et la constriction qu'elle éprouvait fit admettre un second rétrécissement. Le malade, après l'opération, perdit une grande quantité de sang et pendant longtemps (de cinq à dix heures du soir); comme l'hémorrhagie ne cédait ni au perchlorure de fer en solution assez concentrée ni à la sonde à demeure, le malade se refusa à laisser opérer le deuxième rétré cissement qui venait d'être reconnu. Il fut sondé chaque jour et nourri autant que possible avec l'entonnoir; il mourut huit jours après l'opération, des progrès de son affaiblissement.

A l'autopsie, on trouva l'incision cicatrisée. Au-dessous d'elle, immédiatement au-dessus de l'orifice cardiaque, existait un rétrécissement si étroit qu'on ne pouvait le traverser qu'avec difficulté.

Cette observation est fort intéressante en ce qu'elle nous montre encore un rétrécissement double. Le malade se refuse à laisser opérer le second, très étroit, et il meurt d'affaiblissement, ce qui nous paraît dû, seulement en partie, à l'hémorrhagie considérable qui suivit l'opération. C'est donc un cas mixte qui ne peut être interprété en faveur de l'œsophagotomie interne ni cependant contre elle.

OBSERVATION XXIII (*inédite*).

Rétrécissement fibreux de l'œsophage. — Dilatation lente sans succès. — Œsophagotomie interne avec l'œsophagotome de M. Maisonneuve. — Perforation de l'œsophage. — Mort. — Autopsie.

PAR LE Dr A. DEMONS,

Chirurgien des Hôpitaux de Bordeaux, professeur agrégé à la Faculté de Médecine.

D..., Etienne, propriétaire, âgé de soixante-sept ans, entre une première fois à l'hôpital Saint-André, dans le courant du mois d'août 1879. Il se plaint d'une difficulté qu'il éprouve dans la déglutition ou plutôt au moment où les aliments sont sur le point d'entrer dans l'estomac.

Il y a huit mois environ qu'il a commencé à s'apercevoir de l'affection dont il est atteint. Il sentit tout d'un coup, pendant son repas, que le bol alimentaire était arrêté en chemin; il fut obligé de le rendre. Le passage se rétrécit de plus en plus chaque jour et bientôt D... ne put plus avaler que des liquides.

Le malade était doué d'une forte constitution et d'un tempérament robuste. Il a eu la syphilis il y a quelques années avec des accidents secondaires bien caractérisés : plaques muqueuses et syphilides cutanées. Il abuse un peu des liqueurs alcooliques. Il ne connaît aucun cancéreux dans sa famille. Il a sensiblement maigri depuis quelque temps. Son teint est jaunâtre, son sommeil mauvais et interrompu fréquemment par le besoin de cracher des mucosités épaisses et filantes.

Une exploration faite avec le cathéter à boules d'ivoire permet de reconnaître un rétrécissement serré, comme annulaire, siégeant à quelques travers de doigt au-dessus du cardia. Les olives nº 1 et nº 2 franchissent avec peine ce rétrécissement. Les tentatives de dilatation furent continuées les jours suivants, mais on ne put parvenir à dépasser le nº 4. Chaque tentative fatiguait beaucoup le malade qui rendait par la bouche, immédiatement après, une grande quantité de salive mélangée de mucus, mais jamais de sang. La percussion et la palpation, le long de la colonne vertébrale, l'exploration minutieuse de l'épigastre ne fournissaient aucun indice qui pût faire croire à l'existence d'une affection cancéreuse. On admit donc un rétrécissement fibreux de la partie inférieure de l'œsophage survenu en dehors de l'action locale d'un liquide corrosif quelconque (les commémoratifs étant muets sur ce point) et dû peut-être soit à la syphilis soit à l'alcoolisme.

La dilatation paraissant impuissante à triompher de ce rétrécissement, le malade s'affaiblissant rapidement et réclamant vivement une intervention chirurgicale active, on décida l'œsophagotomie interne.

D... accepta cette proposition, sortit de l'hôpital pour régler ses affaires et y entra de nouveau trois semaines plus tard.

Depuis cinq jours, il n'avait pris presque aucune nourriture.

L'œsophagotomie fut pratiquée, le 30 septembre 1879, avec l'instrument de Maisonneuve, le seul qui fût en ce moment à la disposition du chirurgien. Le patient cracha aussitôt après quelques filets de sang. La douleur ne fut pas très vive, mais une tentative faite pour introduire une olive assez volumineuse resta sans résultat. L'ingurgitation des aliments ne subit pas d'amélioration sensible. On pensa que le rétrécissement n'avait pas été suffisamment sectionné et une nouvelle opération fut décidée. Elle fut faite quatre jours après avec le même instrument que la première.

L'œsophagotome étant solidement maintenu sur la ligne médiane, une pression peu énergique lui fit franchir le rétrécissement, du moins en apparence. Mais le malade accusa aussitôt une douleur très vive qui se répandit rapidement dans le côté gauche du thorax. Il devint pâle et anxieux. L'auscultation fit reconnaître à gauche du gargouillement et du souffle amphorique. J'annonçai que la plèvre gauche avait été perforée par l'instrument. La douleur persista et fut à peine calmée par des injections de morphine répétées. Le pouls devint petit et fréquent, l'oppression augmenta et le malade mourait quarante-huit heures après l'opération.

A l'autopsie, on trouve dans la cavité pleurale gauche une grande quantité de liquide rougeâtre mélangé de sang. La plèvre était fortement injectée, couverte déjà de fausses membranes. Dans l'œsophage, un rétrécissement fibreux, dur, annulaire, à la réunion des trois quarts supérieurs avec le quart inférieur de ce conduit. A ce niveau, sur la muqueuse, la trace de l'incision faite dans la première opération était encore visible. Au-dessus du rétrécissement, une dilatation considérable de l'œsophage avec amincissement des parois. Tout autour, le tissu cellulaire périœsophagien était noirâtre, infiltré de liquides sanieux et de pus et, sur un point, une perforation de un centimètre de diamètre faisait communiquer l'œsophage avec le tissu cellulaire et secondairement avec la cavité de la plèvre. Aucune trace de cancer soit en ce point soit sur l'estomac. Calcul biliaire volumineux dans la vesicule. Les autres organes sont sains.

Nous avons vu ici un exemple malheureux d'un des accidents que peut entraîner l'œsophagotomie interne.

En nous adressant cette observation, M. le Dr Demons a bien voulu y joindre quelques réflexions très judicieuses dont nous aurons à tirer parti.

CHAPITRE III

Discussion des indications.

Nous avons maintenant à interroger les douze observations d'œsophagotomie interne que nous avons pu grouper afin de chercher à en déduire les indications et contre-indications de cette méthode.

Le résultat brut de ces opérations est : six guérisons, six morts.

Sur les douze rétrécissements opérés, huit étaient fibreux, et c'est parmi eux que nous trouvons cinq des résultats heureux. Ce premier fait doit éveiller notre attention, d'autant plus que le sixième succès fut obtenu contre un rétrécissement de nature inconnue, c'est le troisième cas de Maisonneuve.

Quelle était la nature des six autres rétrécissements dont l'incision a échoué? Trois étaient fibreux, un tuberculeux, un cancéreux, enfin il y en eut un que Schiltz serait porté à regarder comme cancéreux, mais le doute est permis.

Rétrécissements fibreux. — Prenons d'abord les rétrécissements fibreux. Cinq fois, avons-nous dit, l'opération réussit, mais trois fois elle échoue. Ce premier résultat de notre statistique nous montre tout d'abord que l'œsophagotomie a rendu dans ces cas de très réels services et il suffirait pour la faire incontestablement admettre contre les rétrécissements fibreux. Les trois insuccès cependant doivent-ils être imputés à l'opération?

Dans le premier (première observation de Maisonneuve), la malade, à la suite de l'opération, peut avaler du pain et de la viande, tout marche bien quand, le huitième jour, éclate une péritonite mortelle. Bien que cet accident se retrouve à la deuxième observation du même auteur, nous ne trouvons pas d'intermédiaire entre lui et l'opération et nous l'en croyons complètement indépendant, comme nous l'avons déjà dit.

Le second insuccès est dû à Schiltz (observation 22). Sans doute, l'hémorrhagie abondante et de longue durée qui suivit l'incision interne peut avoir contribué à l'affaiblissement qui emporta le malade huit jours plus tard, mais le deuxième rétrécissement très étroit que celui-ci ne voulut pas laisser opérer a sans doute joué dans cet affaiblissement un rôle plus considérable, en gênant l'alimentation. En résumé, en présence du mauvais vouloir du malade on ne pouvait espérer qu'un résultat momentané, mais celui-ci a été compromis par l'hémorrhagie. Du reste, la nature fibreuse de cette stricture ne nous est pas absolument démontrée.

Le troisième insuccès (Demons) est bien manifeste. La première incision pratiquée contre un rétrécissement fibreux annulaire reste sans résultat. La deuxième fois que l'œsophagotome est introduit, il perfore l'œsophage et entraîne la mort quarante-huit heures plus tard. Sans chercher à pallier ce résultat défavorable, nous verrons plus loin que la nature de l'instrument, le sens de l'incision n'y sont pas étrangers.

En résumé, l'œsophagotomie interne a été pratiquée huit fois contre des rétrécissements fibreux. On a eu cinq succès et trois insuccès et, parmi ces trois derniers, un seul est imputable à l'opération (Demons), un autre ne relève de celle-ci que dans une mesure sans doute restreinte (Schiltz), le dernier lui est tout à fait étranger (Maisonneuve).

Ces résultats sont indiscutables. Ils nous portent à préconiser l'œsophagotomie interne contre les rétrécissements fibreux de l'œsophage que la dilatation ne peut améliorer ou chez lesquels elle provoque des accidents. Et celle-ci ne doit pas être inutilement prolongée quand elle reste infructueuse. Au bout d'un temps assez court d'inutiles tentatives de dilalation, l'opération sera hardiment pratiquée.

Quel moyen d'ailleurs lui préférer dans ces cas? Sera-ce la *dilatation brusque?* La première idée en est due à Flechter; la majorité des chirurgiens la condamnent. Parmi les auteurs contemporains, Péan est le seul dans lequel nous l'ayons trouvée conseillée : « La dilatation brusque, dit-il, nous a rendu des services dans des cas où la dilatation progressive avait échoué et nous préférons cette méthode à l'œsophagotomie interne. » Il se sert, pour la pratiquer, du dilatateur de Broca ou de celui qu'il a lui-même fait construire. Quel que soit l'instrument employé (sonde dilatante à trois branches de Charrière, sonde dilatatrice parallèle de Schutzenberger, instrument de Demarquay ou de Lefort), on ne peut que répéter avec Tillaux : « Quel but se propose le chirurgien dans l'œsophagotomie interne? Diviser le rétrécissement sur un ou plusieurs points de sa circonférence, *de façon à favoriser le développement d'un tissu nouveau entre les lèvres de la plaie*. Or, ou bien la dilatation brusque produira ce résultat et l'incision me paraît alors préférable, ou bien elle ne le produira pas et son effet sera insuffisant. » Les inconvénients de cette méthode sont d'ailleurs à la hauteur de son insuffisance. Si la dilatation progressive, cette ressource puissante, peut avoir ses désavantages et donner naissance à des accidents, les uns et les autres ne seront-ils pas infiniment plus fréquents avec la dilatation brusque, ce qui fait dire avec raison à M. Demons : « Si la dilatation est trop rapide ou trop brusque, le tissu cellulaire péri-œsophagien s'enflamme ou bien les parois amincies au-dessus du rétrécissement se fissurent; la plèvre ou les poumons s'enflamment; j'ai vu pour ma part au moins deux cas semblables. » En outre l'œsophage ne paraît-il pas particulièrement impropre à la dilatation brusque, comme le remarque Trélat : « Il me paraît que cette méthode, dont les résultats sont contestables pour l'urèthre, serait moins applicable encore dans l'œsophage si contractile, si facilement accessible au spasme et à la convulsion. »

Nous écartons donc ce moyen que Béhier condamne, que Duplay qualifie de dangereux, car avant de le mettre sérieusement en parallèle avec l'æsophagotomie interne, nous lui demandons au moins de faire ses preuves et de donner lieu à une statistique comme celle que nous publions.

S'adressera-t-on de préférence à l'*œsophagotomie externe?* Dans ces cas, on ne pourrait songer à la pratiquer qu'au niveau ou au-dessus et encore la première manière ne serait-elle possible que contre les rétrécissements de la portion cervicale. Depuis longtemps, nous en avons déjà parlé, Follin avait émis l'idée que l'œsophagotomie externe pourrait peut-être être appliquée aux rétrécissements encore franchissables. Doit-on, lors de rétrécissements fibreux, comme c'est le cas qui nous occupe, inciser l'œsophage à l'extérieur au niveau du rétrécissement? La section interne est bien préférable. Elle est beaucoup plus facile, plus rapide, n'expose pas à plus de dangers, permet, si elle est pratiquée avec les égards que nous aurons à indiquer, de ne sectionner que la portion rétrécie et cela sans atteindre à la périphérie de celle-ci, c'est-à-dire à la paroi œsophagienne. Elle permet également la section de rétrécissements multiples chez le même malade et est applicable à toute la longueur du conduit.

C'est en nous basant sur ces considérations que nous préférons l'œsophagotomie interne à l'externe, pratiquée au niveau du rétrécissement quand celui-ci est de nature fibreuse et encore franchissable. D'ailleurs, ils n'ont jamais été traités dans ces conditions par l'incision externe faite à leur niveau. On n'a appliqué ce procédé que deux fois, mais alors que la stricture était infranchissable et organique, ce qui change totalement les conditions.

Pourrait-on songer davantage à l'œsophagotomie externe au-dessus du rétrécissement ? Mais il est reconnu que celui-ci n'est pas dilatable, pourquoi donc recourir à un moyen qui procure la facilité de l'introduction des sondes? A coup sûr, on ne lui demandera point un passage à l'œsophagotome, car il serait téméraire de pratiquer une première opération plus sérieuse pour en permettre une plus facile et moins grave.

Je ne parle pas de la cautérisation capable seulement d'exagérer ultérieurement le mal et à laquelle on n'attache plus d'importance.

L'œsophagotomie interne demeure donc le vrai moyen de traitement des rétrécissements fibreux qui ne se laissent pas dilater. Les faits sont aujourd'hui assez nombreux pour établir sa supériorté. Mais il ne faut pas lui demander plus qu'elle ne peut donner. Il est évident qu'elle ne constitue qu'un demi-traitement curatif. Ceux qui y eurent les premiers recours le pressentirent et leurs successeurs l'ont reconnu. Lanelongue écrivait : « Non, le tissu d'un rétrécissement ne perd pas ses droits de rétractilité ; non, l'œsophagotomie ne peut être une méthode radicale », et Tillaux résumait plus tard l'opinion générale en disant : « Le chirurgien doit se rappeler que l'incision ne constitue qu'une partie du traitement; qu'elle n'est, en définitive, qu'un adjuvant de la dilatation qui doit toujours rester comme méthode générale. Il sera donc indispensable de reprendre le cathétérisme jusqu'à ce que les plaies produites par l'incision soient cicatrisées. Le malade ne devra pas ou plutôt ne devra jamais être abandonné, car le seul moyen d'empêcher la reproduction plus ou moins rapide du rétrécissement, c'est de passer de temps en temps, trois ou quatre fois par an, je suppose, une bougie ou une olive dans le canal. »

Il nous reste à examiner les rétrécissements autres que ceux de nature fibreuse pour lesquels l'œsophagotomie interne a été pratiquée. Nous en trouvons deux cancéreux, un tuberculeux, un enfin de nature inconnue.

Commençons par les CANCÉREUX. Un de ces cas n'est pas du tout net, c'est celui qui fait l'objet de la première observation de Schiltz. Nous y voyons l'opération faite cinq fois, n'amenant chaque fois qu'un résultat très momentané et la malade mourir de tuberculose. L'interprétation de ces faits est difficile. Nous l'avons déjà dit, le manque de douleur, l'absence complète de la moindre hémorrhagie, éloignent de notre pensée le diagnostic de cancer. Mais le fait n'en subsiste pas moins avec ses enseignements. Cinq fois l'incision est faite sans la moindre complication, mais elle ne procure qu'une amélioration très momentanée.

Quelle est la cause de cette inefficacité du traitement ?

C'est ce que l'analyse que nous possédons ne nous laisse pas connaître.

L'autre observation, la quatrième de Maisonneuve, concerne une stricture manifestement cancéreuse ; mais, comme nous l'avons montré, il ne s'y agit point, à proprement parler, d'œsophagotomie. Le mandrin sort par l'œil d'une sonde œsophagienne (après plusieurs tentatives infructueuses d'introduction de l'œsophagotome), perfore l'œsophage et cette perforation entraîne la mort qui survient le lendemain.

Les faits nous manquent donc pour juger l'œsophagotomie interne appliquée aux rétrécissements cancéreux de l'œsophage ; mais ce que nous savons de ces tumeurs ne nous laisse pas d'illusions sur l'efficacité de leur section interne. Un point bien certain, c'est que l'instrument tranchant leur donne un coup de fouet quand il se contente de les morceler. Il ne faut donc pas espérer la guérison, la cure de ces rétrécissements, même en continuant à les dilater après la section. Le rétrécissement se reformera invariablement et rapidement ; il deviendra même probablement plus considérable (ce sont ces symptômes seuls qui, dans l'observation de Schiltz, plaident en faveur de la nature cancéreuse de l'affection) ; en un mot, il ne faut pas chercher dans l'œsophagotomie interne un traitement efficace des rétrécissements cancéreux.

Devra-t-on en attendre davantage un résultat passager, d'une durée plus ou moins longue, assez cependant, pour compenser les dangers qu'elle ferait courir? Ici encore, nous basant sur ce que nous avons vu à propos de l'œsophagotomie externe, nous répondrons négativement. On exposerait beaucoup pour ne rien obtenir. Nous voyons également les auteurs rejeter l'intervention directe dans le cas de rétrécissements cancéreux. Lanelongue est très net : « Mais il reste bien entendu dans mon esprit que cette opération doit être rejetée toutes les fois que le rétrécissement est dû à une altération organique des parois œsophagiennes. Qu'amènerait-elle, en effet? Probablement une recrudescence dans la marche de l'affection, comme il arrive pour tout cancer que le fer aiguillonne lorsqu'il ne l'enlève pas complètement. Ce serait donc un mal au lieu d'un résultat favorable et ce n'est pas là le but que doit se proposer le chirurgien. » Trélat et Tillaux expriment énergiquement une opinion analogue ; le premier quand il dit : « J'écarte tous les autres rétrécissements organiques pour lesquels l'œsophagotomie interne me paraît une méthode inutile et dangereuse. » Et le second dans les lignes suivantes : « Nous avons beaucoup de peine à trouver dans ces cas (les cancers) une indication à l'opération. Les chances d'accidents (fausses routes, hémorrhagies) sont si grandes et les chances de succès si faibles que, jusqu'à nouvel ordre, nous nous contenterons de faire le cathétérisme, lorsque l'ingestion des aliments sera devenue trop difficile. »

Nous avons déjà dit quelle est la conduite à suivre contre les rétrécissements cancéreux.

Enfin, l'œsophagotomie interne a été faite dans un cas de RÉTRÉCISSEMENT TUBERCULEUX, c'est la deuxième opération de Maisonneuve. En dépit des difficultés rencontrées pour introduire l'œsophagotome, la coarctation est enfin incisée. Le résultat immédiat est bon, mais, encore ici, huit jours plus tard survient une péritonite suraiguë qui emporte le malade. Cet accident ne se fût-il pas manifesté, nous sommes porté à croire que le résultat immédiat ne se serait peut-être pas maintenu. Dans les deux cas où la chirurgie est intervenue activement contre les rétrécissements tuberculeux (Maisonneuve et Watson), si d'abord l'opération a eu quelque utilité, son résultat définitif n'a pas répondu au but du chirurgien. C'est-à-dire que l'opération n'a procuré qu'une amélioration passagère. Quoique l'œsophagotomie soit moins condamnable et peut-être moins dangereuse dans le rétrécissement tuberculeux que dans le cancéreux, pour notre part nous n'y aurions pas recours. En effet, le rétrécissement tuberculeux est lui aussi de nature organique et lié à l'état général. Or, nous l'avons dit, l'intervention directe contre l'obstacle lui-même que provoquent ces rétrécissements est condamnable. Puis donc que l'œsophagotomie interne jouerait à peine ici, en mettant les choses au mieux, le rôle d'un palliatif, je préférerais, comme pour le cancer, lui substituer le cathétérisme tant que celui-ci est possible et, plus tard, l'œsophagotomie externe au-dessous du rétrécissement ou la gastrostomie, selon les cas.

D'une manière générale, et pour terminer ce qui a trait aux rétrécissements organiques, nous dirons que l'on ne doit pas songer, dans l'état actuel de la science, à leur appliquer un traitement curatif; or, si l'œsophagotomie interne ne constitue pas un agent de cure définitive, elle en est au moins l'introduction et l'adjuvant.

Nous avons passé en revue tous les cas contre lesquels on s'est servi de l'œsophagotome. Cet examen nous a amené à nous occuper surtout des rétrécissements fibreux et cancéreux. Ce sont, en effet, les plus fréquents et de beaucoup qui se trouveront sur la route du chirurgien. Demandons-nous maintenant, mais brièvement, si l'œsophagotomie interne ne serait pas susceptible de reconnaître d'autres indications que celles dont nous avons parlé.

Si un rétrécissement reconnaît pour cause *l'infiltration plastique qui peut succéder à une œsophagite ou bien les productions fibreuses ou cartilagineuses spontanées* qui ont été rencontrées, nous serions très tenté d'avoir recours à l'œsophagotomie interne, malgré la longueur occupée généralement par ces dégénérescences. Celles-ci, en effet, n'ont pas une nature maligne et il nous répugnerait de ne pas essayer leur cure; mais toujours, bien entendu, quand il sera démontré que la dilatation a échoué contre elles. Recourir à une opération palliative serait peut-être trop tôt désespérer du mal. Du reste, l'œsophagotomie externe ne sera que très rarement possible, ces rétrécissements occupant presque toujours une assez longue étendue; il ne nous resterait donc que la gastrostomie. Tant qu'à recourir à un traitement efficace, nous préférerions l'œsophagotomie interne à l'externe, soit à cause de ses avantages opératoires, soit à cause du champ d'action limité de cette dernière. Ne serait-ce pas alors le cas de recourir à des incisions multiples ?

Devra-t-on porter l'œsophagotome contre les *rétrécissements syphilitiques?* L'étude de ceux-ci est encore trop récente pour permettre de se prononcer sur le traitement qui leur convient. Plusieurs même les nient, à tort, il nous paraît. Les lésions qui leur donnent naissance sont encore à peine entrevues, sans certitude, et c'est leur connaissance qui décidera surtout de la question. Il n'y a pas de contre-indication formelle à opérer un rétrécissement syphilitique, mais à condition qu'il soit bien prouvé que celui-ci n'est pas dû à de vastes dépôts gommeux ulcérés et anciens. Ici on devra recourir d'abord au traitement mixte et à la dilatation qui, partout et toujours, reste la grande et initiale méthode des rétrécissements œsophagiens.

. . . .

Après cette recherche des indications de l'œsophagotomie interne, j'entends l'objection qui va m'assaillir. Admettons, dira-t-on, que dans tel ou tel cas déterminé, l'œsophagotomie soit indiquée, à quoi servira cette notion précise puisque, placé en face d'un rétrécissement, on ne peut très souvent en découvrir l'origine et la nature?

Il est trop vrai, hélas, que le diagnostic est souvent très difficile, quelquefois même impossible. On ne pourra donc s'entourer de trop de soins et de recherches pour arriver à l'asseoir. Sans vouloir le moins du monde entrer dans cette question, nous rappellerons qu'il faut interroger les antécédents, les commémoratifs, rechercher une diathèse possible. L'œsophagoscopie, récemment découverte, peut rendre des services. (En 1870, Waldenburg a décrit un œsophagoscope). Qu'on explore avec de bons instruments. Sur l'extrémité, dans les yeux de la sonde qui revient du rétrécissement, on pourra, dans les cas de productions organiques, trouver des lambeaux de tissus qu'on portera sous le microscope.

Dans les cas où toutes les précautions seraient vaines, c'est le tact du chirurgien qui devra dicter des conseils en ne perdant jamais de vue l'état général du sujet.

Il est aussi une précaution qu'on ne devra jamais négliger : c'est la détermination très exacte du siège du rétrécissement et la mesure de sa longueur. On se rappelle le soin grâce auquel Lanelongue et Trélat arrivèrent à porter le diagnostic précis de rétrécissement valvulaire. Or, c'est dans les cas de cette nature que l'œsophagotomie interne donnera de merveilleux résultats.

CHAPITRE IV

Manuel opératoire. — Soins consécutifs.

COMPLICATIONS.

Nous avons pu établir, en nous appuyant sur les résultats acquis à la science, que l'œsophagotomie interne est une ressource puissante dans certains cas déterminés. Descendons maintenant dans l'étude du mode opératoire, des complications et des soins consécutifs à l'incision.

Avant de porter l'œsophagotome dans le conduit œsophagien, il est indispensable que le chirurgien ait précisé avec le plus grand soin, autant qu'il sera possible, l'étroitesse, l'épaisseur, la consistance du rétrécissement, la hauteur exacte à laquelle on le rencontre et la situation de sa lumière relativement à celle du canal. Si nous insistons sur ces points, c'est qu'ils nous semblent avoir une importance capitale, car différemment, dit Trélat : « On pousse la lame tant que les tissus résistent, et tout est dit ; mais c'est là une méthode pleine d'incertitudes et de périls. »

Quels sont les instruments dont on s'est servi pour pratiquer l'œsophagotomie interne ? Les uns incisent de haut en bas, les autres de bas en haut.

Parmi les premiers, nous trouvons les œsophagotomes de Maisonneuve et de Lanelongue ; parmi les seconds ceux de Dolbeau et de Trélat. Celui de Trélat diffère sensiblement des précédents comme nous le montrerons.

Œsophagotome de Maisonneuve. — L'instrument se compose d'un tube métallique cannelé, de deux lames tranchantes et d'une bougie fixée à l'extrémité du tube. Le tube cannelé est formé de deux tubes accolés. A son extrémité supérieure, il est muni d'un anneau servant de manche et, à son extrémité stomacale, d'une vis sur laquelle se fixe la bougie. Les lames sont longues de 16 mill. et coupent dans leur tiers antérieurs seulement, les deux autres tiers étant mousses. Chaque lame est portée sur une tige d'acier qui permet de la mouvoir isolément ou avec l'autre. On peut scarifier avec une seule lame ou avec les deux. (Dubreuilh, *Médecine opératoire*).

Tandis que celui de Maisonneuve est à double lame, l'œsophagotome de Lanelongue, construit sur le plan de l'uréthrotome, n'en porte qu'une seule. Le voici d'ailleurs décrit par son auteur :

Œsophagotome de Lanelongue. — « C'est une tige métallique creuse et recourbée, munie d'un cache-lame près de son extrémité inférieure. Dans cette tige glisse une lame demi-elliptique de un centimètre et demi de saillie. Cette lame est cachée par l'opercule de la tige creuse, mais elle peut être entraînée en deçà ou au delà de cet opercule. L'extrémité œsophagienne de la tige creuse est munie d'un pas de vis pour s'articuler à l'ajustage d'une bougie en gomme élastique, mais je ne pus réussir à enfiler le rétrécissement parce que cette sorte de bougie, trop molle, allait butter contre la coarctation et se repliait sans s'engager dans le pertuis œsophagien. Je fis donc monter mon œsophagotome sur une baleine olivaire, ayant un millimètre de diamètre. »

Les instruments que nous allons faire connaître maintenant sectionnent le rétrécissement de bas en haut.

Œsophagotome de Dolbeau. — « Cet instrument se compose d'une boule terminale conique de six millimètres de diamètre à la base et de deux lames coupantes qui, à l'aide d'un mécanisme spécial de la tige, se developpent alors que l'olive ayant franchi le rétrécissement se trouve ramenée contre l'obstacle par un mouvement rétrograde. Le développement de ces lames coupantes se trouve exactement borné au diamètre de la boule, de sorte qu'on est parfaitement sûr de ne pas dépasser les limites du tissu cicatriciel. » (Dolbeau, Soc. de chir., 16 mars 1870).

Œsophagotome de Trélat. — Celui-ci, à la différence des précédents, permet de donner aux lames une saillie variable que peut régler l'opérateur :

« Sa longueur totale est de 60 centimètres, se décomposant en une partie manuelle que tient l'opérateur, longue de 12 centimètres, une tige graduée à grande courbure terminée en bas par un renflement méplat ayant 15 centimètres dans son plus grand axe. Cette tige, qui a 42 centimètres, se prolonge au-dessous du renflement par une tige terminale, à pointe olivaire, large de 4 millimètres et longue de 6 centimètres. La tige terminale qui renferme deux lames doit pénétrer dans le rétrécissement Le renflement est destiné à butter au-dessus de l'obstacle et à permettre de juger, sur l'échelle graduée de la tige, si on retrouve la hauteur connue par les explorations antérieures. Une large vis, perpendiculaire à l'axe général et placée en haut du manche, fait saillir les lames quand on la tourne et les fait rentrer quand on la détourne. La saillie, qui varie de 0 à 2 centimètres, est indiquée par un petit curseur placé en haut près de la vis régulatrice. Les lames, soutenues à leurs deux extrémités, longues de 4 centimètres, ont une inclinaison très douce qui évite les efforts, les tiraillements et rend la section facile. » (Trélat, *Bull. gén. de thér.*, t. LXXVIII, p. 252 et suiv., 1870).

Tous ces instruments réalisent cette condition sur laquelle a insisté Lanelongue, que la lame ne dépasse pas 1 centimètre 1/2 ou 2; ce qui permet de rester toujours en deçà des parois mêmes de l'œsophage.

Nous n'insisterions donc pas sur le choix à faire de tel ou te d'entre eux si nous n'attachions pas une grande importance à l'incision de bas en haut du rétrécissement. C'est qu'en effet, comme le fait très justement observer M. Demons, la partie de l'œsophage située au-dessus du rétrécissement est dilatée et amincie, tandis que la stricture elle-même est dure, ce qui rend très possible la perforation de l'œsophage, quand la section est faite de haut en bas. Ce danger ne se retrouvera pas ou du moins aura beaucoup moins de chances de se produire quand l'incision sera rétrograde. Dans les deux cas, en effet, où l'œsophage a été perforé (Maisonneuve et Demons) c'est de bas en haut qu'avait été faite l'incision, tandis que la section rétrograde n'a pas amené d'accident semblable. Nous croyons donc celle-ci bien supérieure à celle-là. Mais ce n'est pas tout : l'instrument de Trélat offre encore un autre avantage; son développement est variable : le chirurgien peut donc, grâce à lui, mesurer et limiter l'étendue de son incision.

Quant à nous, nous choisirions donc pour opérer l'œsophagotome de Trélat. Ce chirurgien y a proposé après coup une modification qui pourra être utile. Il avait affaire à un rétrécissement dont la lumière était excentrique. Il pent arriver dans ces cas « que toute ou presque toute la substance inodulaire soit d'un côté de l'orifice, tandis que l'autre côté est constitué par la paroi normale de l'œsophage. » On comprend donc que cette paroi sera infailliblement lésée par l'œsophagotome si on donne aux deux lames une saillie égale. Aussi Trélat dit-il : « Si j'avais à recommencer cette opération, voudrais-je m'assurer, à l'aide de demi-boules saillantes d'un seul côté de la tige qui les supporte, si le rétrécissement est central ou excentrique, et, dans ce dernier cas, comment est orientée cette excentricité. Cet élément connu, je remplacerais une des lames de mon œsophagotome par une tige mousse, de façon à obtenir la même tension des tissus à couper, mais à n'opérer la section que du côté où la masse cicatricielle serait épaisse et saillante. » C'est également lorsque l'obstacle occupe seulement une partie limitée de la circonférence de l'œsophage que l'instrument à une seule lame de Lanelongue pourra rendre des services.

D'autres œsophagotomes ont été construits (Reybard et Velpeau). Schiltz fit faire aussi le sien. Tout ce que nous en savons, c'est qu'il est imaginé sur le plan de son uréthrotome, ce qui ne nous avance guère, vu notre ignorance de ce dernier.

Dans le travail du Dr del Greco, nous avons trouvé aussi la description d'un œsophagotome qui lui est personnel. C'est également dans cette étude que, sous le titre d'*œsophagotomie interne galvanique*, del Greco considérant que la crainte de l'hémorrhagie pourrait arrêter la main du chirurgien, fait connaître deux instruments du professeur Corradi : « Une vraie conquête de l'œsophagotomie interne, dit-il, est due à l'électro-thérapie qui a donné deux modes différents : l'œsophagotome électro-thermique et l'œsophagotome électro-chimique. Je ne sache pas qu'ils aient fait leurs preuves. Nous n'y insisterons donc pas plus longtemps, tout en rendant hommage à l'idée qui les a inspirés.

Manuel opératoire. — Pour pratiquer l'opération, la position la plus avantageuse à donner au malade est la position assise. On introduit alors l'œsophagotome. Le plus souvent, cette introduction sera facile. Trois fois seulement nous la voyons donner naissance à des difficultés (deuxième observation de Maisonneuve, observations de Tillaux et Trélat) encore, dans ces deux dernières opérations pratiquées avec l'œsophagotome de Trélat, ces auteurs ont-ils rapporté la difficulté à la raideur et à la mauvaise courbure de l'instrument et durent-ils tous deux modifier, en courbant la tige, sa direction rectiligne. C'est en effet le seul reproche à adresser à l'œsophagotome de Trélat. Il est facile, en le fabriquant, d'exagérer sa courbure insuffisante.

L'irritabilité du patient, de violentes quintes de toux causées par l'instrument pourraient également en gêner l'introduction. Ces petits accidents n'ont guère d'importance, vu le temps très court que demande l'opération. Chez un sujet qui peut les faire craindre ou qui les a déjà présentés on pourra administrer, quelques heures auparavant, du bromure de potassium.

Il est indispensable que les lames restent bien cachées jusqu'au moment de la section afin de ne pas intéresser la muqueuse saine de l'œsophage.

L'instrument ne sera manœuvré qu'une fois reconnu que le cache-lame est arrivé sur le rétrécissement, dans le cas de section de haut en bas, ou que, le cache-lame ayant franchi le rétrécissement, sa partie supérieure est venue butter contre l'extrémité inférieure de la stricture, quand la section est rétrogade comme nous la conseillons; c'est alors seulement qu'au moyen du mécanisme propre à chaque instrument, on devra faire saillir les lames.

Quelle saillie doit-on donner à celles-ci? autrement dit, quelles incisions pratiquer? Il paraît tout d'abord que la profondeur des incisions (que seul l'instrument de Trélat permet de régler), devra varier avec l'épaisseur de la coarctation.

Plus celle-ci sera considérable, plus l'incision sera sans danger profonde, en admettant, pourtant, que le rétrécissement soit produit par l'exubérance et l'épaisseur du tissu nouveau et non point par le rapprochement des tuniques de l'œsophage peu épaissies. On devra tenir compte aussi du calibre normal de l'œsophage au point stricturé. A cet égard, il sera bon de consulter la thèse de Mouton qui détermine très exactement le diamètre des divers points du canal œsophagien.

En général, les incisions devront être modérément profondes. On évitera ainsi l'hémorrhagie et surtout la blessure des organes importants qui avoisinent l'œsophage. Il ne faudrait pourtant pas que cette crainte empêchât le chirurgien d'inciser suffisamment; mais, en aucun cas, on ne devra donner aux lames un écartement dépassant deux centimètres : ce n'est même pas toujours impunément qu'on atteindrait cette limite, témoin le cas de Trélat. D'ailleurs, si la première incision ne suffisait pas, si son résultat n'était que passager, ne serait-on pas à temps de reprendre l'instrument comme l'ont fait Trélat, Schiltz et Demons ? On pourrait même alors, avec Trélat, augmenter la saillie donnée premièrement aux lames.

Nous retrouvons généralement acceptée l'idée des incisions peu profondes sur laquelle avait insisté Lanelongue. Ainsi Dolbeau disait dans son observation : « Je me décidai à pratiquer la section ou pour mieux dire la scarification du rétrécissement » et Trélat : « Je me proposais de procéder avec lenteur, d'inciser peu à la fois, de revenir à la dilatation et de ne reprendre l'instrument tranchant qu'après avoir épuisé les ressources de ce moyen inoffensif. »

Une autre question se place à côté de celle-ci : Faut-il, avec un œsophagotome à une seule lame, se contenter d'inciser le rétrécissement sur un seul point et, avec l'œsophagotome à double lame, sur les deux points opposés? Quand on a entre les mains un instrument à une seule lame, on aura tout intérêt souvent à pratiquer plus d'une incision, témoin l'exemple de Lanelongue. Mais afin de ne pas procéder aveuglément, on aura dû s'enquérir autant que possible de la disposition des tissus coarctants. C'est ce que fit ce chirurgien et il incisa à coup sûr son rétrécissement à droite, en avant et en arrière. Si l'on se sert d'un œsophagotome à double lame les exemples sont là pour prouver que les deux incisions opposées peuvent suffire. Cependant il n'existe pas d'inconvénient à en pratiquer deux autres selon le diamètre qui coupe à angle droit celui des deux premières. Après l'incision on fera rentrer les lames et on retirera l'instrument fermé.

Avant d'aborder l'étude des complications qui peuvent accompagner ou suivre l'opération, nous devons parler de la dilatation à laquelle le chirurgien doit de nouveau et immédiatement recourir. Comment a été pratiquée cette dilatation consécutive? Plusieurs auteurs négligent malheureusement de nous renseigner à cet égard. Quelques-uns cependant ont pris le soin de décrire minutieusement leur manière de faire.

Immédiatement après l'opération, Lanelongue tente d'introduire une olive d'ivoire, mais, dit-il : « Lorsque j'arrivai près du point que je venais d'inciser, je sentis l'œsophage se crisper sur mon instrument et, pour ne pas fatiguer inutilement le malade, je dus le retirer. » Après avoir procuré au patient la satisfaction de l'ingestion sans difficulté d'un morceau de pain, Lanelongue lui prescrit de rester au lit et de prendre un peu d'eau et de bouillon à la glace. Deux jours après le malade se levait et mangeait sans la moindre difficulté la nourriture commune. Chaque jour une boule d'ivoire était introduite dans l'œsophage et, au bout de huit jours, une olive de quinze millimètres passait avec assez de facilité.

La manière de pratiquer de Tillaux fut un peu différente. De suite après l'opération et le lendemain il introduit en une seule séance les quatre premières olives de la série puis donne à son malade quarante-huit heures de repos. Du quatrième au huitième jour, réintroduction quotidienne des mêmes olives et en outre de la cinquième. Le huitième jour on passe la sixième, la plus grosse de la série et on continue ainsi chaque matin jusqu'à la sortie du malade (un mois après l'opération).

Somme toute, le succès a couronné les divers procédés de dilatation consécutive et le résultat n'a pas été obtenu sensiblement moins vite avec l'un qu'avec l'autre. Il n'y a donc pas de raison d'opter pour tel ou tel d'entre eux. Le point capital et essentiel c'est qu'on dilate après la section. Nous ne voyons pas laisser de sonde à demeure. En effet, cette pratique serait dangereuse : « Les parois de l'œsophage, dit Lanelongue, sont altérées, ramollies par le seul fait du rétrécissement ; l'inflammation n'attend qu'une occasion de devenir suraiguë et de produire la perforation de l'œsophage ; elle éclatera positivement si on lui fournit des aliments en laissant un corps étranger en contact permanent avec la muqueuse. »

Cette contre-indication écartée, nous attachons une importance médiocre à la manière de dilater l'œsophage pourvu qu'on ne veuille pas aller trop vite. Quel que soit le procédé employé ; qu'on se contente de passer chaque jour une ou deux olives de volume graduellement croissant ou, qu'en une seule séance, on en introduise plusieurs, les faits prouvent qu'on arrivera assez vite à donner au rétrécissement un diamètre permettant une alimentation complète.

Pour notre part, nous choisirions une série d'olives de dimensions moins rapidement croissantes que celles dont se servit Tillaux, puis nous en passerions deux ou trois à chaque séance en commençant toujours par les dernières introduites précédemment et en laissant chacune quelques minutes dans la stricture. Nous ferions ainsi une ou deux séances par jour.

Pendant ce temps-là comment alimenter le malade ? Ici encore les observations ne sont pas trop explicites. Dans tous les cas, on paraît avoir laissé dès le début les sujets déglutir leurs aliments. On pourrait aussi, tant que la dilatation de la stricture n'est pas notable, introduire au moyen de la sonde œsophagienne, qui servirait en même temps d'agent de dilatation, les liquides alimentaires (bouillon avec œufs, jus de viande, vin, lait). On laisserait cependant le malade essayer quelquefois de déglutir afin de se rendre compte des progrès accomplis. Cette alimentation artificielle ne serait d'ailleurs que de courte durée car généralement le malade est arrivé au bout de quelques jours à pouvoir ingérer les solides. Dans quelques cas même les choses ont marché très rapidement ; ainsi l'opéré de Lanelongue, deux jours après l'œsophagotomie, se levait et mangeait la nourriture commune sans éprouver la moindre gêne; celui de Trélat, le lendemain matin de la première incision, tentait avec succès de prendre quelques aliments solides.

On n'oubliera pas que le sujet depuis longtemps porteur d'un rétrécissement œsophagien a été très imparfaitement alimenté. On devra donc, tant pour cette raison qu'eu égard à l'opération faite, lui mesurer d'abord la nourriture et n'arriver que graduellement à la quantité normale de substances alimentaires.

Pendant combien de temps devra-t-on continuer la dilatation consécutive ? Celle-ci ne doit jamais être cessée et c'est pour avoir négligé le cathétérisme que l'on voit des malades, très sensiblement améliorés par la seule dilatation être obligés de venir demander une dernière ressource à l'instrument tranchant.

Tant qu'on n'aura pas procuré la possibilité d'une alimentation facile, le cathétérisme devra être pratiqué quotidiennement ; il sera même continué ainsi, comme le fit Tillaux, quelques jours après ce résultat acquis afin de le rendre aussi durable que possible.

A quel degré de dilatation répond à peu près cette facilité d'alimentation ? Cette mesure est variable avec les sujets et les rétrécissements. Tandis que, dès que la dilatation eut atteint un centimètre, les deux malades de Dolbeau mangeaient comme tout le monde, celui de Trélat ne réussissait à avaler que quelques substances solides.

C'est seulement lorsque le sujet ingérera facilement les solides depuis quelque temps qu'on éloignera progressivement le cathétérisme. Mais, je le répète, celui-ci ne sera jamais que suspendu et, quelque sérieuse que paraisse la guérison, il faut toujours avoir présente à l'esprit la tendance du tissu cicatriciel à la rétractilité. Le cathétérisme annuel, proposé en fin de compte, est rare. Tillaux est plus prudent en le demandant trois ou quatre fois par an. Plus fréquent il pourra être, mieux cela vaudra.

Dans quelques cas nous avons vu la dilatation consécutive échouer. Tantôt (Demons) la déglutition ne retire pas de l'opération une amélioration sensible ; tantôt (première observation de Schiltz) la dysphagie diminue d'abord pour reparaître bientôt sans pouvoir être atténuée ; tantôt enfin (Trélat) en obtient une amélioration sensible mais stationnaire et on ne dépasse pas un certain degré insuffisant de dilatation. Dans ces cas, les chirurgiens que nous venons de citer ont repris l'œsophagotome et ils ont bien fait.

Trélat, après trois incisions successives, arriva à guérir son malade ; chacune des cinq incisions de Schiltz amena une amélioration très notable mais passagère et la mort n'est pas attribuable à ses tentatives. Reste le cas malheureux de M. Demons.

Lors donc que le chirurgien s'est une première fois décidé à la section interne, il n'hésitera pas à y recourir de nouveau si sa première opération ne lui donne pas un résultat satisfaisant, à condition cependant qu'elle ne lui ait pas révelé de contre-indications.

Complications. — Demandons-nous maintenant à quelles complications a donné et peut donner naissance l'œsophagotomie interne. Les unes peuvent être primitives, ce sont la douleur, l'hémorrhagie, la perforation de l'œsophage, la blessure des organes voisins ; les autres consécutives, savoir : Les hémorrhagies secondaires, l'inflammation de l'œsophage et ses suites, l'inflammation et les abcès des viscères et des séreuses qui avoisinent ce conduit.

Chez les deux premiers opérés de Maisonneuve, on ne remarque aucun accident et l'autopsie ne révèle absolument que la péritonite qui les emporte. Pas la moindre complication.

Dans les observations de Lanelongue, Tillaux, Dolbeau, la première observation de Schiltz qui, pourtant, fit cinq sections successives, dans les deux premières sections de Trélat, aucun accident à relever.

On peut donc dire que, dans la grande majorité des cas, l'œsophagotomie a été pratiquée sans aucune espèce de complications.

Cependant l'universalité des faits n'a pas été aussi heureuse.

La douleur, cette complication la plus bénigne, n'a été rencontrée que dans trois cas : celui qui fait l'objet de la deuxième observation de Schiltz et dans les deux incisions de Demons. Les deux premières fois, ce fut pour le malade un simple désagrément qui n'eut aucune suite; nous n'y attachons pas d'importance. Une seule chose nous étonne, c'est qu'il ne se soit pas produit plus souvent.

Dans le troisième cas la douleur fut très vive mais alors provoquée par la perforation de l'œsophage.

L'hémorrhagie, qui fait redouter l'œsophagotomie interne, ne s'est elle-même produite que deux fois.

Le premier cas se rencontre dans l'observation de Trélat. Remarquons qu'ici les circonstances étaient exceptionnelles. A deux reprises déjà, Trélat avait incisé le rétrécissement sans que le résultat obtenu fût satisfaisant; eu égard à la résistance de la stricture, il pratiqua sa troisième incision en ouvrant les lames de deux centimètres, après les avoir fait affiler dans toute leur étendue. Une quinzaine de jours plus tard, la perte de sang se reproduisait à deux reprises différentes. L'hémorrhagie n'eut pas, d'ailleurs, de suites fâcheuses.

Dans ces deux seuls cas où la perte de sang fut importante, on employa contre elle, mais vainement, la sonde à demeure (Schiltz) et le perchlorure de fer (Schiltz et Trélat).

Nous arrivons à la complication la plus grave que puisse entraîner l'œsophagotomie interne, je veux parler de la perforation de l'œsophage. Elle ne s'est rencontrée que chez deux malades (quatrième observation de Maisonneuve, Demons). Dans le premier cas encore ne s'agissait-il pas d'une œsophagotomie. Cette perforation se reconnaît à des symptômes très nets.

L'œsophagite ne s'est produite qu'une fois et accompagna alors l'hémorrhagie secondaire amenée par la troisième incision de Trélat; le régime lacté en eut facilement raison.

On comprendra que nous n'entreprenions pas ici le traitement de ces diverses complications; si on suit les préceptes que nous avons eu occasion de présenter, on leur enlèvera les trois quarts des chances de leur production. Des incisions peu profondes, en tout cas mesurées, écarteront le plus souvent l'hémorrhagie et ne blesseront pas les organes voisins. La section rétograde rendra tout à fait exceptionnelle, extrêmement rare, la perforation du conduit. Nous pensons avec M. Demons, que cet accident eût pu être évité chez son malade par l'incision pratiquée de bas en haut, mais ce chirurgien n'avait à sa disposition que l'instrument de Maisonneuve.

Voilà donc ce qui reste des complications de l'œsophagotomie. Si l'on tient compte des cas dans lesquels ont été pratiquées plusieurs incisions successives, nous trouvons qu'on a porté dix-neuf fois l'œsophagotome dans le conduit œsophagien et, sur ces dix-neuf sections, quatorze ont été faites sans le moindre accident; trois se sont bornées à provoquer une hémorrhagie dont une seule a pu jouer un rôle dans l'issue fatale; deux enfin ont perforé l'œsophage.

Ces résultats sont éloquents; ils répondent victorieusement aux critiques de l'œsophagotomie interne tirées des dangers qu'on lui attribue. Quand les règles seront posées et vulgarisées, quand on n'opérera que d'après des données à peu près certaines, je ne doute pas que les complications deviennent de plus en plus rares. Je ne prétends point cependant qu'on puisse arriver à les éviter toujours et Dolbeau me paraît, à cet égard, exprimer la question telle que je la conçois en disant : « L'œsophagotomie rétrograde, dans les limites que je viens de préciser, me paraît une opération sûre, non dangereuse et applicable à titre d'exception dans les cas où il y a urgence. Je dis à titre d'exception, attendu que le cathétérisme de l'œsophage n'est pas chose facile, et dès lors on n'est pas toujours sûr de couper là où il faut. »

Seul, le mot d'urgence, exprimé dans cette phrase, ne nous semble pas correspondre à la notion précise que l'œsophagotomie interne mérite de fixer dans les esprits.

CONCLUSIONS

ŒSOPHAGOTOMIE EXTERNE

L'œsophagotomie externe n'est pas une opération grave. Avec conducteur, elle n'est pas d'une exécution difficile; même sans conducteur, elle est très praticable.

Elle peut rendre de réels services contre les rétrécissements.

Dans son application, elle reconnaît trois modalités différentes :

1° *Au-dessous.* Sera faite lors de rétrécissements organiques infranchissables ou non dilatables de la portion cervicale ;

2° *Au niveau.* Ne sera appliquée qu'aux rétrécissements infranchissables et bénins de la région cervicale et seulement après que l'ouverture, faite d'abord au-dessus et tout près du rétrécissement, aura montré qu'il est bien réellement infranchissable. On n'aura qu'à prolonger par en bas l'incision première ;

3° *Au dessus.* Sera dirigée contre les rétrécissements infranchissables et bénins des régions cervicale et thoracique. Dans le cas où, franchis par ce procédé, ces derniers résisteraient à la dilatation, on pourra par la plaie du cou introduire l'œsophagotome.

L'incision des téguments sera faite soit d'après le procédé de Bégin, soit d'après les préceptes de Richerand.

Chaque fois qu'on le pourra, on se servira de conducteur et on choisira le lieu d'élection de Bégin.

Quand on sera privé des ressources du conducteur, on utilisera le procédé de Duplay.

Après avoir œsophagotomisé au-dessous d'un rétrécissement organique, en un mot, après l'opération palliative, on doit s'opposer à la fermeture de la plaie, car c'est par elle qu'on nourrit le sujet.

Si l'œsophagotomie a porté au-dessus du rétrécissement, il faut le dilater jusqu'à ce que le passage des sondes soit devenu possible par les voies supérieures. Alors seulement on laissera se fermer la plaie œsophagienne.

Quand l'œsophagotomie est faite au niveau du rétrécissement, il faut, s'il est possible, l'inciser dans toute sa longueur et alors passer de suite par les voies supérieures la sonde qu'on choisira assez volumineuse.

En tous cas, ne laisser fermer la plaie des téguments qu'après celle de l'œsophage.

ŒSOPHAGOTOMIE INTERNE

L'œsophagotomie interne est une opération en général facile et dont on peut attendre les meilleurs résultats si elle n'est pas appliquée aveuglément et sans respect des indications.

Elle sera employée contre les rétrécissements fibreux, cicatriciels, quand ceux-ci résistent à la dilatation et on devra y recourir dès qu'il sera démontré que la dilatation est impuissante ou qu'elle est impraticable à cause des accidents qu'elle provoque.

Elle sera proscrite contre les rétrécissements tuberculeux et surtout cancéreux.

Elle peut être rationnellement tentée contre les dépôts plastiques succédant à l'inflammation et les infiltrations fibreuses et cartilagineuses rencontrées à l'œsophage.

La section du rétrécissement sera faite de bas en haut et avec l'instrument de Trélat.

Les incisions devront être généralement peu profondes. On y reviendra si les premières ne donnent pas de résultat satisfaisant. On reprendra aussitôt la dilatation pour ne jamais l'abandonner définitivement.

ERRATA

Page 72, ligne 6, au lieu de : coupant *de bas en haut;* lire : *de haut en bas.*

Page 93, ligne 10, au lieu de : *c'est de bas en haut* qu'avait été faite l'incision : lire : *c'est de haut en bas.*

Bordeaux. — Imp. J. Durand, rue Vital-Carles, 24.

www.ingramcontent.com/pod-product-compliance
Ingram Content Group UK Ltd.
Pitfield, Milton Keynes, MK11 3LW, UK
UKHW020927180726
13838UKWH00002B/790